JN260595

神田橋條治　由布院・緩和ケアの集い

ともにある

〈Ⅲ〉

二ノ坂保喜
加藤真樹子
栗原幸江
伊藤恵子

22.Feb.2003, 25.Feb.2012, 23.Feb.2013

木星舎

はじめに

今回、『ともにあるⅢ』の世話人をお引き受けし、在宅ホスピス医として、こうした集いに正確にどこで交わっていけばいいのか、少々、とまどっています。私自身は、本会の主宰者の三木浩司先生にお誘いいただき、三年前に一度参加しています。その場で交わされた細やかなやり取りは、大変印象深い経験でしたが、二度、三度の参加には至っていません。今、在宅ホスピス医の日常は、あまりにも忙しく、このような場で学びを深める機会を重ねていけないことは大変残念なことです。ですから、あくまでも在宅ホスピス医として、コメントと質問をさせていただきました。

さて、医者はいつも、「こたえを出さなければならない」という強迫観念にとらわれています。治せる病気なら、「手術をしましょう」、「こういう治療をやりましょう」とある程度の自信を持って言えますが、治せない病気の場合は対応がとても難しくなります。

「私の病気はどうなるのでしょうか」「治るのでしょうか」と問われた時、医者はこたえを持っているでしょうか。

緩和ケアにおいてさえ、「症状コントロールがうまくいった」とか、「この人のスピリチュアルペインにこう対処できた」とか、「その人らしく最期を過ごせるようにサポートした」といった発言が出てきます。

それは、「こうやって治療してうまくいった」という発想と全く同じではないかと思います。つまり、医者として「こたえ」が出せたことに対する満足と幾分の慰めです。

緩和ケアは、死を前提とするケアです。それがどんなにうまくいっても、患者さんは亡くなります。在宅ホスピス医は、そしてそのチームは、患者さんとご家族にとって、死を見すえて生きることがどのようなものか、常に想像力を働かせる必要があります。言葉を変えると、どんなに想像力を巡らしても、思いが至らない場所にいる人に対して、私たちはどのような援助ができるのか、ということが常に問われています。

治らない病気、回復不可能な状態になった時に、人はどのような希望を持つことができるのか―、在宅ホスピスを始める以前からの私の疑問でした。今でも解決できたとはとても言えませんが、たくさんの患者さんを看取り、そのご家族と出会うことによって、自分なりに、「意義ある人生を生きる」とか「自分の生きた証を求める」とか、そんな意味合いを患者さんの人生に重ねることで、ひとまず納得し、次に進むようになってきました。

しかし、いざ自分の人生の最期の時間がきた時に、自分自身はどう思うのだろうか、不安になります。今のところは、「目の前にいる患者さんたちが教えてくれるのではないか」、つまり患者さん、ご家族と真っ正面から向き合っていくしかないのだろう、と考えているところです。

神田橋先生の「由布院　緩和ケアの集い」は不思議な時空間です。

事例提供者の丁寧なプレゼンテーション、それに神田橋先生の一見唐突なコメントが入り、それはまるでその場にいたかのように適切で、内容を深めていきます。こんなふうに見られているのか、と思うと、ちょっと怖くもなりますが……。ときに笑いを交えながらも、参加者（心理士あるいは他職の参加者）が静かに集中して、当時の場面を再現する発表者と神田橋先生のセッションに聞き入る濃密な時間が流れていきます。

今回の事例のどれも、私はその場にいませんでした。ですから、繰り返し事例発表を読みました。その結果、つくづく感じたことは、臨床心理の世界から見えるものと、在宅から見えるものがこんなにも違うものかということです。在宅医としては、これが「家」であれば、どう展開しただろうかと考える一方で、このような視点で患者さんとその背景を推し量る技術が「家」に入ってきたとき、どのようなケアの広がりがあるだろうか、と考えます。

今、医療の流れは急速に在宅に向かっており、在宅緩和ケアも少しずつですが広がってきました。そうした中、一般の診療所にも少数ですが、心理職を入れているところが出てきました。

本書の三つの事例は、いずれも緩和ケア病棟が舞台です。心理士の活躍の場として、緩和ケア病棟はふさわしいと思いますが、その緩和ケア病棟も今、症状をコントロールして患者さんを在宅に戻そうとする方向に進んでいます。

少し離れたところにあって、よさそうに見えるけど、よく知らない……そんな心理職を私たちが知ること、同時に在宅のことを知ってほしい。そのためにも、今後、在宅医療に携わる者と現場で働く心理職とが、このような場で出会い、学び合い、ともに考える機会がより多くもてるようになることを願っています。そして、本書の世話人を任せていただいたことが、その小さなきっかけになれば幸いです。

なお、本書の印税は、執筆者全員の同意の上、「ＮＰＯ法人バングラデシュと手をつなぐ会　看護学校建設プロジェクト」に寄付いたします。

二〇一三年九月

世話人　二ノ坂　保喜

―ともにある〈Ⅲ〉目次―

表紙装画　加藤　昌邦

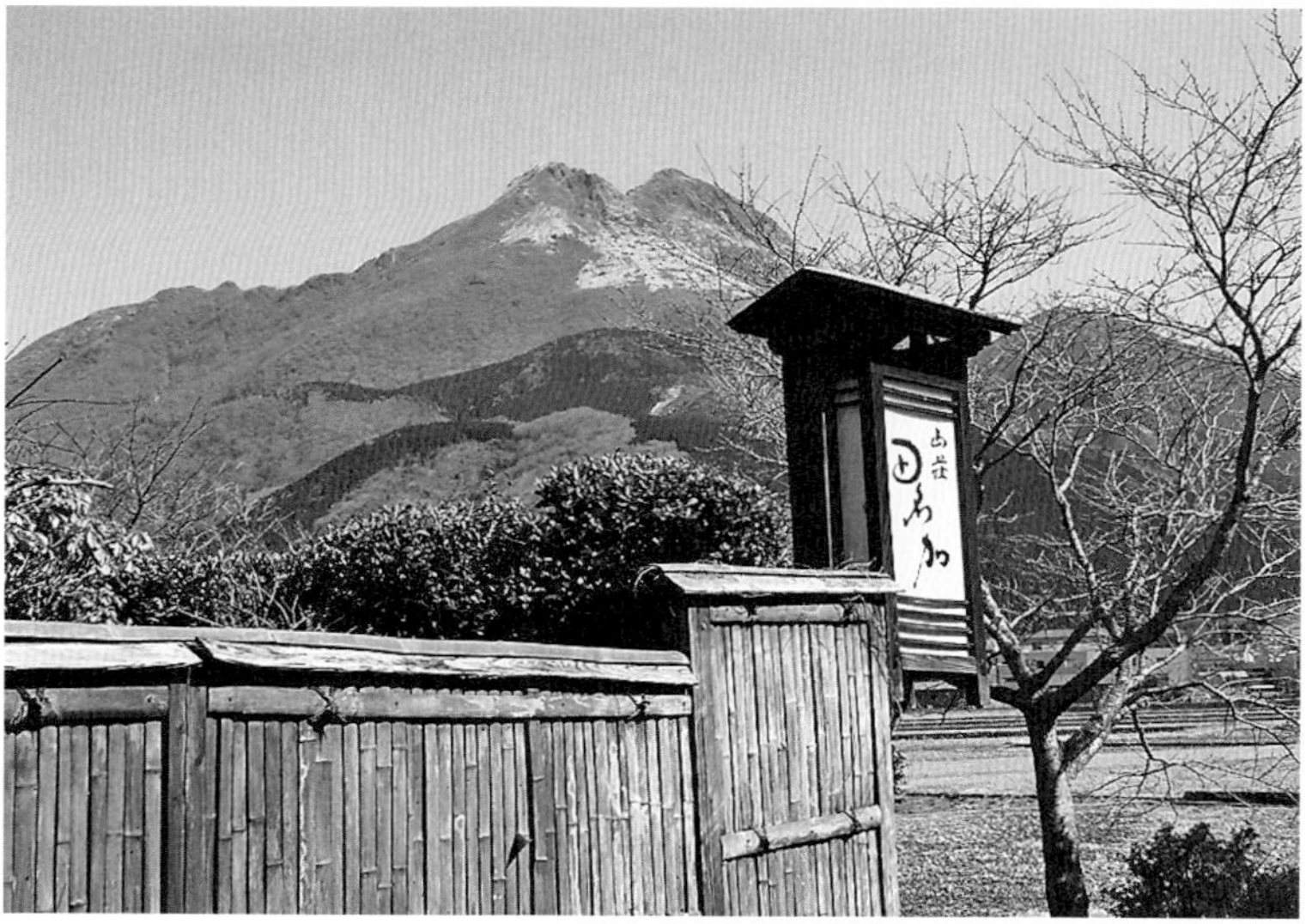
山荘
田乃加

ともにある〈Ⅲ〉

生きた証を生きる

25.Feb.2012

発表者＝加藤真樹子

加藤　大分県厚生連鶴見病院に、臨床心理士として昨年より所属しています。加藤と申します。

　現在、緩和ケアチームにメンバーとして加わっています。厚生連は総合病院なので、数多く身体疾患を抱えた患者さんと出会うことで、臨床の枠が、私にとっては広がっています。いま一番多く関わっているのは、血液疾患の患者さんです。チームの他に週一回、自由診療の外来で、がん患者さんやご家族とお目にかかり、カウンセリングを行っています。

　さて、今日お話しするのは、私が地域の民間病院に併設された緩和ケア病棟に、週一回、非常勤の臨床心理士として関わっていたころのケースです。

私にとっては記憶に残る印象深いケースであり、エネルギーに溢れかつ知的で、情感の豊かな方との出会いでした。この方の圧倒的な資質が、入院生活で現れていく過程で、病棟スタッフが苦労を重ねてケアにあたっていました。そのころに、私がたまたま非常勤で外から加わりました。さまざまな展開がありましたが、看取りまでの足取りを報告したいと思います。最後のほうで音楽療法とのコラボレーションが含まれています。

神田橋　この人のおばあさんがキーパーソンなんです。

加藤　どうして先生は……、もう昨日もそうなんですけど、ちらっと話したらそこで終わってしまって（会場笑）。いったい、今日は何が起きているのだろうみたいな感じです。その通りです。

神田橋　ボクは、言わないでおこうか、と迷ったんだ。（会場笑）だけどあらかじめ、この人がキーパーソンだなと思っていたら、それに基づいてコメントしていくでしょう。そうするとインサイダー取り引きみたいで。だから、最初から種明かししたほうがフエアじゃないかと思って言うことにしたんだ。「私のコメントは、そういう先入観に基づいてなされています」と種明かししておいたほうが公平じゃないかな。自分で何か一つ、前もって情報を持っておいてやると、何か陰湿な気がして、好きじゃない。

加藤　事例の概要ですが、Aさん、この時、七十歳です。定年まで仕事をされて、その後、お目にかかった時には主婦業をされていました。診断名は肝細胞がん。長く肝硬変を患っておられました。食道静脈瘤もありました。

　原病歴ですが、私がお会いした年をX年とすると、その十二年前、五十八歳の時にC型肝炎と肝機能障害を指摘され、Xマイナス四年に肝細胞がんと診断されました。

七十歳、女性。肝細胞がん。長く肝硬変を患い、食道静脈瘤がある。
五十八歳の時にC型肝炎と肝機能障害を指摘され、四年前に肝細胞がんと診断。治療を繰り返した後、再発して多発性肝障害となる。

抗がん剤治療は、本人の希望でやめて、予後半年を宣言される。

これはB総合病院での診断です。この後治療を繰り返すんですが、再発して多発性の肝障害となりました。

このX年の四月から五月の一カ月間、下肢の浮腫が著明になって、体重がずいぶん増加したことから同病院に再入院しました。そこで冠動脈の塞栓療法を試したんですけれども効果が得られませんでした。そこで主治医が、シスプラチンという抗がん剤を使って治療するのはどうかと提案したようですが、本人から見合わせたいと希望があったとの情報があります。そこで、実際に患者家族も交えてご本人の申し出を優先すると決まり、その時点で、ご本人と家族に、予後は半年ですと告知されています。その後、本人から緩和ケア病棟のある所で……。

神田橋　告知する時の予測は短めにする傾向があるって本当なの？　短めにしておいて少し伸びれば、患者からいろいろやってくださったと感謝されるけど、長めに言っておいて短いと治療の失敗じゃないかと思われるのがイヤだから、少々短めに言うって、ほんと？　デマかな？

会場　……長めな伝え方をしているような印象が……。

神田橋　素人の人が、「そうせんと、先生たちが恨まれたらイヤだし」と話していたから、ああ、そうかも知れんと思って。

会場　とくに半年だと、もっと長くなることもあるし、ぐっと短くなる可能性もある。肝細胞がんというのはとてもゆっくり進行するので、「半年」なんていうのはかなりあ

「きつくていろいろ家でできない。もう治療がないので、ゆっくり過ごしたい」

てにならない……。

神田橋　ボクもそう思うよ。肝細胞がんで半年と言ったら、静脈瘤が破裂しますとかいうような、地震の予知と同じ、あんまりあてにならん。

加藤　その通りで、そこが問題になってくるんですね。

Aさんは、緩和ケア病棟のある病院をいくつか見学したようでしたが、滞在型のホスピスからはたぶん長くなるだろうということで断られたそうなんです。そこで、一般病院の中にある緩和ケア病棟に入院となりました。最上階が緩和ケア病棟で、同じフロアには温泉が設備されていました。ゆっくり温泉に浸かるという環境が魅力の緩和ケア病棟です。

最初、主治医との面談で、ご本人が「きつくていろいろ家でできない。もう治療がないのでゆっくり過ごしたい」と希望して入ってこられました。

この方には男の子が三人おられて、三男さんが同居していました。その方が面談に同席し、「まあ、実際、今は緩和ケアは必要ないんじゃないかなと思うけど、本人が言うことだからその通りにさせてやりたい」ということで入院が決定したようです。

X年十一月に、自宅から入棟してきたということです。

神田橋　なんとなく、いろいろ治療をやってきたけれどもどれもうまくいかなかったんで、ちょっとひと休みしたい、という気がするな。三つか四つ試してみてどれもうまいことといかず、次々と見込みがないことをするよりも、ひと休みして、それからまた提案

いい加減うんざりだ。「うんざりだ」という言葉が合いそうな人。

予後六カ月と告知されてから半年経って緩和ケア病棟に入棟。

されている治療に取り組みたいというような。何か緩和ケアというより休息の感じが本人の中にあるような気がするな。そりゃそうだよな。「これやったらダメだったけど次はこれもありますよ」って、いい加減うんざりだ。「うんざりだ」という言葉が合いそうな人だな。

加藤　要は、四月にB総合病院で予後は六カ月と告知されてから、もうすでに半年が経った十一月になって入棟してきたということなんですね。だから、これからとても長く時間があります。

神田橋　あなたに言っても仕方ないけど、予後は六カ月というのは何か平均かも知れないけど、正弦《せいげん》曲線が何か示して、一番多いのがこの辺で、稀には十年の人もいて、というような正弦曲線を見せて予後を提示するというんだったら、なんとなく、希望を持ちたがる人は「おお、十年の人のところにいかんかなあ」と、せっかちな人は「二、三年で死んだ人もいるわ」と急いで身辺整理する人もいるし、なんか選択の幅があるよね。「半年です」と言われたら、あとはもう「先生の言うのは間違いかも知れんな」とかって思うのは可哀相だよな。みんな一人ひとり違うんだから。そういう曲線はないの？　あるでしょう？　すぐ作れそうだよね。

会場　生存曲線はあります。

会場　判定式が……うちでは、やってます。ＡＤＬとかせん妄とかそういうのがあって、予後三十日以内が何パーセントの確率とかって数字を入れて。

神田橋　そういうのがわかりやすいと思うな。曲線が一番いいと思うけど。何曲線か知らないけど、「こんなもんですよ」と言ったら。

加藤　ただ、「半年」と言われると、緩和ケア病棟に入れるんですよ。

神田橋　ああ、そうなんだ。世の中のしきたりがいろいろあって。それも伝えておけばいいわけだよ。「半年にしておけば入れるから」と。

会場　六カ月でお金も出ますよね。

会場　保険もそうですよね、だいたい半年。

神田橋　「これは裏話ですが」と言って伝えると楽しいと思うけれどな。（会場笑）そうすると、表の世界と裏の世界があると知れば、希望が湧くと思うなあ。

加藤　家族構成は、この時点で本人と三男さんの二人暮らしで、ご主人は、この方が二十九歳の時に交通事故で急死されました。その後、三人の男の子を母親の実家のある所で一人で育てて、働く女性として定年まで過ごされました。長男さんは、関東で結婚して中学生の子どもが二人。次男さんは、技術系の仕事に就いて、近隣の県に住んでいて未婚です。この次男さんが、一番、お母さんと体質が似ています。

Ａさんは、体の感覚がとても敏感で、薬に対して、またちょっとした温度変化などで気分がよくなったり悪くなったりということで、「非常に神経質だ」と病棟からは評価されていました。三男さんは未婚で、Ａさんと一緒に農業をされていました。

生活の歴史ですが、ご両親が戦時中に満州で仕事をしていて引き揚げてこられて、

本人と三男の二人暮らし。夫は、本人が二十九歳の時に交通事故死。

最初は佐世保におられたそうなんですが、もともと大分県のC市という所の出身で、「戦争で焼け出されて」という言葉をおっしゃいましたけれど、大分のほうに引っ越してこられたということです。結婚後、ご主人を亡くしたので、お母さんの出身地であるC市に移り、お母さんと同居されたとうかがっています。

神田橋　ちょっと待ってよ。ここで、ご主人はどういうふうに亡くなったのか聞いておいたほうがよさそうな気がするなあ。

加藤　それが、ほとんどお話しになりませんでした。ご主人のことは病棟の中でも知っている人はいなくて、最初にアナムネーゼ（Anamnese：既往歴）をとる時に、交通事故で亡くなったということだけで、誰もそのあと聞いていません。

神田橋　二十何歳で病気で亡くなれば当然、医療不信みたいなものが、この人の中にあるだろうなと思ってね。

加藤　交通事故です。

神田橋　それでも医療不信みたいなものがあるかも知れないな。交通事故は結構、医療不信が伴うよね。どこの救急病院に運ばれるかで予後が決まるとかあるからね。

加藤　この方は地元の大手デパートに勤務されていて、洋服の仕立てなど縫製部門に従事されていました。退職後はパートをしながら、趣味の作詞を習ったりして、かなり表現系の活動を好む方でした。

キーパーソンは、今この時点では同居している三男さんということだったんですが、

入院期間がX年の十一月からXプラス二年の二月のはじめまで四五四日、約十五カ月。

「動くと身体がきつい」という訴えと、「きつくて身体が動かせない」という訴えとの、味の違い　……。

一番信頼が厚いのは長男さん。いろんな物事を決めていく時には長男さんと話して、それを三男さんに下ろし、自分が亡くなった後のことや葬儀のことなど、かなりお母さんのほうが指示して、という関わりでした。

神田橋　処理能力が速いというか、処理能力に自信がある人から見ると、がんの治療というのは実にモタモタしてイライラするだろうな。現代の医学は進歩しているかと思ったら、こんなにノロノロなのかと思って。

加藤　入院時の主訴が「動くと身体がきつい」という倦怠感が主な問題でした。入院期間がX年の十一月からXプラス二年の二月のはじめまで四五四日、約十五カ月。大変に長い時間であったようです。

　私が介入したのが、この緩和ケア病棟に非常勤で行きはじめた……。

神田橋　しばしば介入してすみませんけど、「動くと身体がきつい」という訴えと、「きつくて身体が動かせない」という訴えとの、味の違いを考えてみてね。説明はしにくいけど、違うんだよね。味が違うんだ。論理的に言うと、この人はきつくても動いているということ、「動くと身体がきつい」というのは。「きつくて身体が動かせない」という人は動かない。同じ訴えみたいだけど、それこそ作詞みたいで表現の仕方で味が違う。

加藤　私が介入した経緯は、緩和ケア病棟の医師から、こういう人がいますからとご紹介を受けたところがはじまりでした。ところが、実際は、向こうのほうから私を察知してやってきたという場面が最初でした。とても能動的な方で、私が朝、病室に行く前に詰め所でナースと話しをしていると、ふーっと歩いてじっと見ている女性がいるなと気配は感じていたんですが、その時に少しだけ目が合って会釈だけしたというのが最初の出会いです。

神田橋　『三国志』の中で、二人の英雄が出会う時のような感じだな。（会場笑）剣豪小説の中でさ、二人の剣客が互いに「おぬし、やるな」と思うけど、何も言葉も交わさないでさりげなく通り過ぎる場面があるじゃない。

加藤　この時にナースが気づいて、彼女の所に行ったんですね。そうしたら、「女の先生が来たと聞いたので、ちょっと挨拶にと思って」と言ったそうです。

身長一五〇センチくらいで堅太りのがっちりした体格の方で、おなかを締め付けないワンピースを着ておられて、おなかが出ているのをフワッと隠しているというか、何枚も重ね着をしているのが印象的でした。室温は十分で暖かいのに、何故あんな重ね着をしているんだろうと、自分自身の表面にいろいろなものが入り込んでくるのを防いでいるのかな、守っているのかな、みたいな。

身長一五〇センチくらい、堅太りでがっちりした体格。ワンピースを着て、重ね着をしている。

神田橋　保冷剤を冷凍庫から出して前にかざすとね、本当の冷え性、つまり骨が冷えている人は、三、四メートル遠くからでも不快に感じるよ。テレパシーみたいに。それが近くても大丈夫になったら、それだけ冷えが減ってるわけ。だから冷えの定量的測定ができる。この人はそれが必要なの。冷えが自分の中に入ってこないように防御しているんだから。
今あなたが考えているこの人のイメージへ、イメージの保冷剤を持っていくと、この人の映像が嫌がるもんね。冷えがあるというのは肝疾患だから当然なんだ。肝疾患は代謝が悪いからね。

お風呂に好んで入り、二時間は出てこない。

加藤　そうですね。ですからとてもお風呂を好んで入られて、一回入ると二時間出てこないんです。お決まりのパターンがあって、この方はお風呂に入る前に必ずミカンを食べるそうです。「ミカンは私の油」と言っていて、「それを食べると、同じお風呂でもきつさの取れ方が違う」とおっしゃっていました。そんなふうに新しいことを工夫するのに、とても長《た》けていた人でした。

神田橋　ボクみたいな人だな。（会場笑）

加藤　でも途中で、あるドクターから「あなたはおかしい。精神科に行きなさい」と言われる場面があって、それは結構憤慨され、大変だったんですけれど。

神田橋　半身浴というのがあるね。あれは汗が出はじめてから何分入っているかが効果です。たいてい汗が出るのに三十分かかる。だから一時間が普通ね。二時間でもいい。そのために浴室で使える携帯テレビが売り出されてる。

七十歳で、ワンレングスのヘアスタイルが似合っていました。

加藤　まだ臨床像のところなんですが、ワンレングスのヘアスタイルなんです。七十歳で、ワンレングスが似合っていました。ちょっと老女の中に、一風知的で文学少女の趣きのある人なんです。一方、怪訝な表情でじっと私を見ているAさんからは、私は魔女に見られているような……そんな気分がしました。私は、Ａさんにミステリアスな雰囲気を感じつつ、独自の表現力のある人なんだろうなと想像をめぐらせました。

この方は、がんの治療経過中に、医療者に対して一つ問題を抱えていました。Ｂ総合病院でいろんな身体の訴えをした時に、精神的に混乱していると思われて安定剤のアタピー（アタラックスＰ）を入れられたんです。肝障害なので、解毒剤の一種であるタチオンを静注されたりして、大変なきつさを体験されました。

だから、医者が出てくると、またあの薬を使われるんじゃないか、また私のつらさを無視していろいろされるんじゃないかという不安が出てきて、それがフラッシュバックのように何回もこの病棟でその後も展開されました。ご本人にうかがった時に、「がんのきつさは我慢できるけれど、薬のきつさでは死にたくない」ということをきっぱりと言われていました。

「がんのきつさは我慢できるけれど、薬のきつさでは死にたくない」

神田橋　これはね、正確に言うとフラッシュバックには入らないんだよね。どうしてかと言うと、「フラッシュバック」というのは予測もしてない時に突然に吹き出してくるわけ。

加藤　あ、そうか。

神田橋　でもこの人はずっと思っている。怪しいぞ、用心しなきゃいけないぞと。だからずっと意識しているのは「フラッシュバック」とは言わない。けれど、説明はその通り正しい。だから、「突然、出てきて困りますね」と質問しても、「いいえ、いつも警戒していますよ」と。

加藤　そういうお話を私が聞いた時に、この方は服薬調整がとても難しいなと、医師が大変だなと思ったんですが、その通りでした。最後にセデーションが必要になった時にどうするんだろうと先行きを懸念していました。この人の意向を中心にどういうふうにもっていくんだろうな、と。

神田橋　医者が、丸投げを引き受けることに馴れてるもんだからね、その結果、自分で苦悩するわけで、生き死には本人が決めるのに任せて、自分はその応援団だと放っておけばいいんだけど。あまり丸引き受けするからいけないんだよ。「任せなさい」とかってするからいかん。「何かお手伝いできますか」と言っておけば一番いいんだけど。使命感があり過ぎていかんなあ。

加藤　この方に対する院内のサポートの体制なんですが、最初にX年十一月に入った時の主治医が、翌年二月に辞めました。新しい主治医としてまだ経験の浅い三十代の先生がやってくるんですが、もともとこの病院が病棟主治医二人体制で、一人は消化器外科の先生、もう一人がこの時に来た緩和ケアの先生です。Aさんは肝細胞がんなので消化器の先生とこの若い先生との二人の主治医体制で、役割分担があって、ご本人に肝臓のことで話すのは消化器外科の先生で、家族のことやこれからの療養のことなどを話すのは緩和ケアの若い先生。

消化器外科の医師と若い緩和ケア病棟主治医と二人の主治医体制。

神田橋　両方できる一人の先生のほうがいいよな。

加藤　そうでした、その通りでした。

神田橋　だけど両方できるスーパーマンがいなければ、この人の守備範囲とこの人の守備範囲がこうなって（一部重なって）いなきゃいかんな。こっちのことにもこの人は恐る恐る口を出して、こっちの人もこっちの病気について恐る恐る口を出すようになれば、二つ重なっているから、まあ次善の策ではある。分担をはっきり分けてしまうと、継ぎ目はどっちの領分かなとなって……。

心療内科というのもそうして生まれてきた隙間産業だし、臨床心理士というものも、そういうことで生まれてきた隙間産業なんですよね。医療者と患者や家族との間が切れていて、どうしてもその隙間を埋めてあげる人がないと事態がうまくいかないということで臨床心理士は登場したわけ。医者もまた、ここで隙間があると、この間に調整者が必要になってきて、そこにたいていは心身医療の医者が入ったりする。

みんな、アイデンティティを確立するということを、輪郭を鮮明にすることだと誤解してるの。そんなことはない。アイデンティティがしっかりしているというのは、芯がちゃんとして、外側がボアッとしているのが、本当のいいアイデンティティ。「それは臨床心理士がすることじゃありません、それは素人がすることです」ってのは、ダメ。

加藤　プライマリナースがこの方の情感にフィットする上手い対応ができていて、Aさんが一番感心しておっしゃったのは、最初に来た時にずっと話を聞いてくれたと。そし

臨床心理士というものも、そういうことで生まれてきた隙間産業なんです。

アイデンティティがしっかりしているというのは、芯がちゃんとして、外側がボアッとしている。

プライマリナース＝受け持ち看護師の意。

フラクタルの法則＝幾何学の概念。部分と全体が自己相似性をもつことをいい、シダの葉などを例にとって、自然界のデザインにも適応される。

「それも先生、人間の運命ですよ」

「……よ」という言葉

て「Aさんは、本当に頑張ってここまで来られたんですね」と言ったそうなんです。その時に「ああ、私のことをわかってくれる人がここにいた」ということで。

神田橋　（笑）プライマリナースは病気してからのことを言ったんだけど、本人は人生全体のことを言われたように響くんだよなあ。そこがフラクタルの法則でね。

加藤　とても信頼が厚かったんです。

私は週に一回、木曜日にこの病棟に勤務していたので、面接は、ご本人が「今日は来なくていい」と言う時以外は、毎回時間を決めてうかがっていました。

初回、私はこの方は自ら能動的に働きかけたり、いろいろな自己表現が豊富で、エネルギッシュな人だなと感じたので、こちらからあれこれ提供せずに、あまり考えないでお目にかかることに決めて、「はじめまして」というふうな感じでのセッションが四回ほどつづきました。

最初に病室を訪ねた時に、ご本人から病歴が長く語られました。

「C型肝炎が長く、がんになりました。余命が半年と主治医から言われたんです。自分の病気は知りたいと思っていたので、直接先生から話を聞いたんです。いつ逝ってもいいと思えるようになるためには話を聞いておかないと。それも先生、人間の運命ですよ」と。「ああ、そうなんですね」と話を聞きながら……。

神田橋　ここで、「……よ」という言葉は、この人の生き方の典型的なものだね。「運命だと思うんです」と言うのが自然でしょう。「……ですよ」と言うのは、自分を説得しているようだけど、こっちを説得するような言い回しで言うわけだよね。これがこの人の生き方の特徴なんでしょう。

多いのよ、これ治療者の中に。自分の人生観を人に押しつけて、人がそれを受け入れてくれることによって自分の人生観が確固たるものになっていくという治療者。いっぱいおるよ、そういう治療者。ワンパターンの治療をする人が。全部自分の……人生はかくあるべきとか、人間の幸せはかくあるべきというようなことが。本当は自信があまりないんだよ。だけどそれしか思いつかないからそう言う。

「……ですよ」と言って、相手がそれを受け入れると、ああ、私が考えていることはこれでよさそうだと、しばし安らぐ人。

加藤　そういうふうにずっと病気の歴史を話してきたので、「ここに来てからいかがですか」とうかがいました。そうしたら「ここはいいですよ」。「よ」ですね、やっぱり。「食事と栄養と安心があります」と。こういうふうに言うんです。「食事と栄養と安心」。ああ、変わった言葉遣いだなと。かなり自分で概念化して、難しいことを言うなと思いました。

「ここはいいですよ。食事と栄養と安心があります」

神田橋　食事と栄養は別なんだね。

加藤　そうなんです。それで、「こんなふうに詞を書いています」と、自作の詞をペラペラと見せてくれます。「こういう楽しいことをしているんです」とおっしゃいました。

自作の詞

だけど、いい話ばかりじゃなくて、ああ、私が遮ったんだなと思って聞いていると、「ただ、先生に知っておいてほしいことがあります」と。来たぞ、と思ったんですけど。「私には安定剤は悪いんです。安定剤が点滴に入ると、引きずり込まれるような眠りになってだるさがあります。あれはしないでいただきたい。アトピーもあるので、床のワックスの臭いや、病室のテーブルを洗剤を使って拭かれると、それでも気分が悪いんです。そういうところがあるので、先生、よく知っておいてください」と。「わかりました」と、その場は終わりました。

二回目は、訪室した時にちょっと表情が強ばっていたんです。どうしたのかなと思って聞いていると、「先生が、K大から来たと師長さんから聞いたので、肝硬変の治療でK大病院に入院した時、女医の先生から『精神科を受診してください』と言われたことを思い出しました。私の話にちっとも耳を傾けてくれなかったんです。その時安定剤を打たれて、調子が悪いのがずっとつづいたんです。K大でのことをもし先生が聞かれて、誤解されたら、これからこの病院でいろいろ指導してもらわないといけないのに困ると思うのでちょっと言っておきます」と。それを聞きながら、私の中では「え、指導されるの、この人が？　それは違うでしょ。あなたが指導するんでしょう」と思いながら……。

神田橋　天皇陛下も侍医の人に、「指導をよろしくね」と言われる。「あなたを指導係に任命する」とかいう、そんな雰囲気だよな。

加藤　さんざんお話しされたので、最後に「それで、今のご気分はいかがでしょうかね」と訊いたら、「今日は話せてよかったです」とおっしゃったので、「わかりました」と。

神田橋　ははは、笑っちゃった。ふだん、加藤さんは「……かね」というのを後ろにつけてしゃべらないと思うんだよ。

加藤　ああそうですね、あまり。

神田橋　あなたがこの人に接した時の気持ちがよくわかるなと思って。的確だよなあ。「今日はいかがなご気分ですかね」と。すごくいいよ、大奥みたい。（会場笑）さすがの加藤さんでもだいぶ大奥の技法を使いたくなるよ。辟易感が伝わってきて。ああ、ほのぼのとした。

加藤　私は、ああ、この人はイメージは豊かな人だけれど、思い込みが強いし、もしかしたら最後のほうは妄想的になるかも、って。

神田橋　なるかもね。そうだね。

加藤　毎回、私は面接が終わった後に病棟ナースと話すんですが、こんな感じだったたから、「私の印象としては、かなりイメージも豊かで、情緒的な表現もあって、独自の世界を持っていらっしゃるからそれはいいんだけど、かなりこちらが理解できないようなことを今まで言ってらっしゃったんじゃない？」と。この人からいろいろナースが受けるであろう苦労に対して、少しずつ少しずつナースがわかってくれるように……。

神田橋　予防接種ね。

自分が作り出した考えにすがって生きている人は、具合が悪くなると妄想的になりやすい。

加藤　はい。

神田橋　加藤さんは、もう味でちゃんとわかっていることだけど、聞いていても味でわからない人にデジタル的に模式化して一応お話ししますと、自分が作り出した考えにすがって生きている人は、具合が悪くなると妄想的になりやすい。だって、妄想というのは自分で作り上げている考え、それにしがみつく。

主として、自分が言語文化によって作り出した世界を自分の生きるよすがとしている人は、妄想的になりやすい。関係を生きるよすがとして生きている人は、「しがみつき」とか「甘え」とかになりやすい。緊急事態にはその人のメインの救済策が採用される、というふうにデジタル的に覚えておいて、もう一度、加藤さんの話を聞くと味がわかるよ。味のほうが本物で、デジタル的なものは説明で、味がわかるための図式化に過ぎない。図式化するとわかりやすいでしょう？

加藤　五月に入りました。三回目なんですが、この時、顔面が紅潮していて、次から次へと執拗な語り口でバーッと話されたんです。B総合病院とは別の、地域の医師会病院があるんですが、そこでのエピソードで、点滴をしてもらったんだけど、どうも安定剤が入っているのではないかと気づいて、師長さんに訊いてみた、と。当然、処方箋として安定剤は禁忌と伝わっているんだけどどうもおかしい。尋ねてみたところ、やっぱりそれが入っていたというエピソードを話されたんですね。

私は、「ご自分の感覚で気がつかれて、師長さんに相談されて、解決できてよかったですね」と言ったんですが、もしかして、今、ここの病院でも何かあるということを言っているのかなというふうに私が感じたんです。それで「今、ここの療養で気づいていることはありませんか」と訊きました。そうしたら、ちょっと黙って、「余命が半年と言われたのに、ここへ来てとうにその時期を過ぎました。ここのケアには、感謝はしているんです」。「感謝は」と言ったんです。「治療や指導は、先生だけじゃなくて、毎日世話してくれるナースさんたちがいなければならない。ドクターは神様で、ナースさんたちはエンジェルなんです。ここでは温泉もあってよかったんです」とおっしゃっています。

「余命が半年と言われたのに、ここへ来てとうにその時期が過ぎました……」。

神田橋　ええと、「ボーダーラインケース」と言われている病態の基本的な精神病理は、依存と不信です。依存が高まれば高まるほど不信が増大するという構造です。この人はシチュエーションとの関係が、依存が高まれば高まるほど不信が強くなるというような構造なので、この人のベーシックパーソナリティはボーダーラインでないけれど、状況との関わりの中で、状況因的なボーダーライン・ステートにいるわけです。

「ボーダーラインケース」の基本的な精神病理は、依存と不信です。依存が高まれば高まるほど不信が増大するという構造です。

状況と関わりの中で、状況因的なボーダーライン・ステートにいる。

それを、状況のせいが大きいということを医者がわからないと、この人は、ベーシックパーソナリティーがボーダーラインであるというふうに精神医学的に診断をする。そういうケースがいっぱいある。「ボーダーライン」と診断を付けられて紹介される人にいっぱいいます。

依存が強くなると、不信になる。不信が要因で不安が出てきて、依存と負のスパイラルが起こってくると、ボーダーラインが医原的に作られてきます。もちろんベーシックパーソナリティがボーダーラインであれば、負のスパイラルの出現はスピーディーで滑らかに出てきますけれど、この人の場合は本人のベーシックではなくて状況によって作られているわけです。

本来のベーシックボーダーライン・ステートというのは、乳幼児期の不信と依存との関係が内在化されて、本人の中のベーシックパーソナリティとして完成されたものだと理解しておくといい。構造は同じですけれども、できたのが新しいほど修正はしやすいということです。

加藤　私は、日ごろからどのケースでも、なるべく初期に何回か会ってアセスメントしたことをスタッフに伝えたり、カルテにまとめて書いておくということを心がけています。ここでも三回会いましたから、ちょっとまとめておこうと思ってカルテに記載して、みんなにお話ししたりしました。

「Aさんは、過去の医療者との関係で医療不信があって、安定剤が禁忌という訴えが繰り返されています。そういうのがどういう時に起きるかというと、ご本人の問題に変化が起きる時とか、医療環境の中に変化が起きる時、例えば、薬が変わるとか、スタッフが変わったとか、検体の検査でマーカーが上がったとか、そういう変化があるとこの訴えが繰り返されて、不安とかイライラが表出されるのかも知れません。

それから二つ目に、終末期の枠組みに一応入っているので、変化そのものがご本人の不安にすぐつながりますから、不安を発散する手立てがあるといいと思うんですが、何かないでしょうか」という問いかけをしたんです。

するとスタッフが「お風呂です」と答えたんですね。お風呂はたった一人で入れるお風呂で、温泉で、「じゃあ、お風呂の時間をなるべく、その日その日確保できるようにしましょう」というような話し合いをしています。

神田橋　この人が非常につらいのはね、不安を訴えれば抗不安剤を投与されるかも知れないでしょう。だから不安な時にできるだけそれを隠さないといけない。不安になればなるほど不安を見せないようにしないといけないから、大変だよなあ。

加藤　はい。そして、この方は情緒が豊かで、イメージが優先されて、エネルギッシュで活動的な人だから、何か生産性をどこかでもてると、この人らしい時間がもてるだろうなということを伝えています。

最初にナースが病歴や生活についていろいろと聞きとった時に、ご本人は自分のことを「楽観的」と言ってるんですね。息子たちはご本人のことをどう評価しているのかというと、「偏屈なところがある」と返しているので、「このへんがいつも差がありますよね」ということを伝えています。

神田橋　頑固楽観的というやつだな。

加藤　四回目です。これまで、三回目までは医療不信に通じた出来事も含めて、さんざんな目にあったという苦い経験をあれこれ言われていましたが、この回ではころっと変

自分で作詞した歌のテープ。

環境が調整されれば、……ディスコミュニケーションが減ることによって急速によくなる。

わられました。自分で作詞した歌のテープを聴かせてくださったんです。

神田橋　これはもちろん、加藤さんが守秘義務などというようなことにこだわらずに、スタッフと患者の間のコミュニケーションのズレが少なくなるように配慮したことの効果なんですよね。自分一人でやろうなどという馬鹿げた救済意識を持たないで、環境が調整されれば、二十四時間のこの人の住んでいる環境の中でディスコミュニケーションが減るわけだから、それによって急速によくなるの。だから、加藤さんはこころはたくさん使ったけれど、身体はあまり使わないでやっている。それを何と言うかというと、「賢い」。

加藤　省エネですね。

神田橋　そう、省エネ。だけど脳はたくさん働いているわけ。これが逆だと大変だよ。あんまり考えなしに走り回って筋肉使って、どんどんどんどん事態は悪くなっていく。

加藤　彼女の言葉ですけど、「こうして思いついた時に詞を書いているの。息子たちへ。私は、主人を二十九歳で亡くして、男の子三人育てるのに苦労した」って。神奈川にいる長男が九州に五月半ばに行くから寄るって、その時に楽しそうな顔をしなかったんです。それで訊いてみようと思って、「五月には、それが一つの楽しみになりますか」と訊いてみました。

神田橋　「楽しみになりますね」がよかったね。

加藤　ああ、「なりますか」だった。

「か」か「ね」か。

神田橋　「なりますね」と言うと、「いいえ、なかなかそうもいかなくて」と言えるんですよ。「なりますか」となると、「どっち？」と問うているような感じ。

加藤　そうですね、ちょっとここでは、訊きたくなった私の好奇心が先に立ってしまいましたね。

神田橋　「ね」と言うと、「そんなことありませんよ」と言われたら、とても確かなデータが得られます。「か？」と訊いて、こっちを言っても逆を言っても、何かそこには選択を表現する時の配慮が働くのではないかと思って、どっちが出ても、いくらか信用できないのよ。「ね」と言って「はい」とか言った時も一応信頼できるけど、「そんなことありませんよ」と言う時は、それは絶対確かなデータなんです。

加藤　はい。

そして、ここで「先生、私は自分の病気を運命と思っているけど、こうしてここまで来れて欲が出るんです」と言ってハラハラと泣かれました。この時、Ａさんの自作の詞を歌にした音楽のテープを聴いていたので、「そういったお気持ちの深さからＡさんの詞が生まれるんでしょうね」と伝えて終わりました。

神田橋　あなたのそれでもいいんだけど、ボクだと、「病気をすると、自分の生涯を振り返ってみるような心境になるもんですよ」と言う。

加藤　それは高級ですね、先生。

神田橋　「病気をするまでは、その日その日を一所懸命走ることに注意がいっているけど、病気をすると、毎日毎日走り回ることをしなくなって、そのかわりに自分の人生にずっと目が行くようになるのが普通ですけど。どうでしょうね」とか言う。

その時に、そういう重要なポイントを言う時には、その言葉が相手に届くようには言わない。その言葉が半ば語りかけであり半ばモノローグであって、空中にその言葉が置かれて、本人がそれを取りたければ取る。取りたくなければ耳に入らない程度の位置にメッセージを置く。大事なものほどそうするの。「大事な」とは、「さあ、あなたどうする」というような選択を迫るようなものほどぶつけないんだ。だけど命令の時は「ダメです、そんなことしたら！」とぶつけるでしょう。それは相手の選択なんて待ってはおられない。自殺しようとしている時、「あなたは今、自殺しようとしてるけど、どうかな。しないほうがいいと思うけどな」と言わず「やめなさい！」と言うでしょう。それは緊急事態だから。

多くの場合、とくに緩和ケアなんかの場合に一番大事なことは、本人がどちらを選択するかが非常に大きなものであって、その時は、空中に言葉をちょっと置く。これはパデル先生に褒められたから、ボクは自信がある。

加藤　いいですね、それは。

これが終わってから、私はいつもナースに自分がやっていることをわかってもらおうと思って、「とりあえずこういう方針で関わっていこうと思うんです」という簡単な面接方針をカルテに記載するようにしました。「いつまで生きられるのかという、

重要なポイントを言う時には、その言葉が相手に届くように言わない。

空中に言葉をちょっと置く。

パデル先生
＝ Dr.John.H.Padel（1913-1999）英国の精神分析家。神田橋條治が師事する。

「小さな希望」

湯浅修一＝（1929-）精神科医。専門は、精神病理学（中でも統合失調症）
「〝信頼〟という言葉は強すぎる。患者とは信用関係がいい」

ご本人にこころの不安が毎日つきまとっているのを私は知った上で、毎日お会いするようにします。その時に、こちらはなるべく抱える姿勢で関わります」。そして次、「今、ここで生じる事態を扱おうと思います」と。

この方は自由に話をしようとするんだけれども、こちらのほうからどんどん訊こうと思えなかったんですね、私が。やると失敗するぞ、出過ぎると打たれる、という雰囲気が伝わってきたんで、「近づき過ぎないように、距離感も念頭におきましょう」と。でも、本人が揺らぐから、「本人が一番熱中していること、好んでいることがつづくように、Ａさんのペースを確保して、ナース側の関わり方のスタイルを維持するように努力をしましょう。そういう関わりを面接で見つけて、皆さんにどういったことか提供します」など、私の考えを伝えています。それから私が、できれば目指したいこと、この人とやれそうなことなんだけれども、何かこの人の「小さな希望」みたいなものにつながるような表現形が生まれたらいいなあと思って……。

神田橋　そうですねえ。

加藤　「……それを活動の中心にもっていけるように関わろうと思っています」と私は書いています。

神田橋　湯浅修一《ゆあさしゅういち》先生というボクが尊敬している精神科の先生がいて、スキゾフレニア（schizophrenia＝統合失調症）の精神療法をやっていた。その先生が、「〝信頼〟という言葉は強すぎる。患者とは、信用関係がいい」と。信用関係というのは、さらりとしていて夾雑物が入ってきにくい、と。
この人なんかはそうでしょう。信頼の方向にいこうとすると、不信がいろいろと出てくる。「信用」ぐらいがいい。「安定剤を使わないということは、どうやら守られる」というのはね、それは「信頼」じゃない。「信用」なんですね。アラブと取り引きする時に「契約通りに事が起こっている」と言う時に、アラブとは、「信頼」じゃなくて契約は遂行されるという「信用関係」。それに気づいてやる必要があるでしょうね。そうすると本人が、弱みを見せる関係のほうを選びたいんだけど、信用できん相手に弱みを見せたらやられるかも知れないから……。

加藤　では第二期に入ります。これは五回から二十七回までなんですけど、ここで一転して作詞に話題がどんどん集中していきます。

神田橋　さっきからずっと思っているんだけど、この人の作った作品を貼れるような場所があればいいのになあ。ロビーか何か。

加藤　一部、七夕のときに載せていただきました。

神田橋　そう。

加藤　「医師会病院の話を聞いてもらってよかった。先生に『あなたの気が問題だ。気がおかしい』と言われたことを思い出してちょっと話したが、今は気分がいい」と、何かご満悦の表情でした。私が「五月になりましたが、たしか息子さんがいらっしゃるんでしたね」と訊くと、「いつ来るかわかりません」と……。

体験から認識に置き換える一石。

神田橋　囲碁の詰めが悪いよ、詰めが。「患者さんは、みんな入院生活で苦労しているんですよ」と言うの。病棟環境がうまいくいったことを喜んでいるんでしょう？「なかなか患者の立場っていうのは苦労ですもんね」と。「そのたびに乗り越えていかなきゃ仕方ないですよね」と押して、それで、その事態が碁でいうと詰めになる。どうしてかと言うと、今、よかった悪かった、「よかった」とか言うでしょう。これ、現象の流れです。それを括弧でくくって、「そういうふうに、よかったり悪かったりしながら、病室の生活は送られていくんですよね。その一つのドラマがここで一段落しましたね」とまとめる。その括弧でくくるための最後の一石が足りない。

加藤　そうでした……。

神田橋　括弧でくくっておくと、それは異物になるから、今度何か起こった時に、「ああ、またあのドラマが始まるんだ」と本人は思える。「よかった」という時には、それを体験から認識に置き換える一石が必要。

加藤　なるほど……。

神田橋　とくにこういう知的な人ではそう。加藤名人の手から水が洩れた感じだな。

加藤　それで息子の話題をしないのかなと思って、パッと跳ねのけられた感じだったんですね。「いつ来るかわかりません」とバシッと言われて。

そして、「先生、テープがあるので聴いてください」と、ご自分が、たぶん準備していたであろうテープを聴かせてくださいました。「朧月」という曲を聴いて、私が曲から連想したことをそのまま伝えたんですね。「なにか日本舞踊の舞いがぴったりするような曲ですね」と言ったんです。そうしたら「うれしい」と満面の笑みで顔をほころばせながら、この詞は京都に咲く……。

神田橋　もう一つ、この人にフィットする言い方があったんだよ。「日本舞踊をなさったことがあるんですか」と。そうすると、今のこの曲を言っているんじゃない、その曲の裏にある、この人の日本舞踊というものに対する素養とかいうものが、ここを通してこちらに伝わってきますよという言い方のほうが、褒め言葉としてソフィスティケートされている。

加藤　そうですね。これはただの私の生《なま》です。考えなしです。

神田橋　生を言っちゃったらもったいない。それじゃあ、名人じゃなくても言える。あなたはもう名人なんだから……。

加藤　生はダメですねえ。

神田橋　「あれ？　京都にいらした時期があったっけ？」というようなのが上手な褒め言葉。大奥式。（会場笑）

加藤　「これは京都に咲く露椿をイメージして、山本富士子の映画を観た時に作ったんです。題も、はじめは『朧月』ではなくて『露椿』としていた。それが京都の芸子さんみたいなんです。一度パッと花が咲いて満開になったら、一晩で落ちてしまう花なんだそう。なんだか華やかさと悲しさが表裏一体みたいで」と。これに対して私は、また生かも知れないんですけど（笑）、「へえ、なるほど、何か女の人の生き様のようですね」と返しました。

神田橋　それは、それでいいと思います。

加藤　これってこの人のことなのかなあ、それとも誰かのことなのかなあと思いながら聴いています。

神田橋　「置く」をね、さっき言ったみたいにテクニックでやるのはね、つかみの技法なんです。舞台人としてのね。つかんでしまったらしょっちゅう使ったらいけません。漫才師が舞台に出て、「つかみ」というでしょう。つかんでしまったら、どんどんやらなくていい。それよりも、昔作った詞をいつテープに入れたのかわからないけど、それを今、聴かせようとしていることのほうが大事な気がする。だけど、ちょっとわからない。あなたは、今、聴かせようとしている状況の構造よりも内容のほうに入っていったでしょう。そのほうがいいかも知れない。ボクは今はわからない、どっちがいいのか。

内容のほうに入ったほうがいい場合は、関係が確立しているわけ。関係をもっと確かなものにしようと思えば、構造のほうに目を向けて、「これはもうずいぶん前に作ったんですね。ずっとあなたの傑作の一つなのかなあ。だから、今、見せようと思ったのかなあ」とかいうような感じで、構造のほうを話題にするんですよね。これは、関係をもっと確立していくほうがいいだろうと判断したとき。

つかみの技法

内容のほうに入ったほうがいい場合は、関係が確立しているわけ。関係をもっと確かなものにしようと思えば、……構造のほうを話題にする。

関係の中で一緒にあるということ。

だけど、本人の意識に沿うのは、この見せてくれた内容がメッセージなんだから、そのメッセージに沿っていくほうが、関係の中で一緒にあるということで、これはどっちをとるかというのは、少なくとも、是非、どちらをとろうかというふうに一瞬迷ってほしい。そしてその時に、どちらかを選ぶかというのは、たいてい、その場にいる人が選んだほうがいい。このへんがいいところなんだよね、技法的にはね。どっちかな、どっちかなと。それを一秒の半分位で決めないといけない。

加藤　五月、六月はいろいろな思い出を語るような時間が流れました。子育てのこと、母親のこと。そこから自作の詞を家から持ってきてもらって、いくつか披露してくださるということになりました。

　いろいろなセッションの中で、何回か歌を聴かせていただいたんですけど、この人自身が大事にしていたのは、詞を作っていく時に、なんと言うのでしょうね……作る技法とか、一番、二番とあったら一番は表面的で、二番は深くて、ということをおっしゃるんですね。作曲の先生にもっていって曲を作ってもらうということを、病気になる前にご自分の生き甲斐に通じる活動としてやってこられていて、その延長で作詞に向かうことの話が出て来るんですね。

　ですから、私は内容を聞いていたというよりは、本人がそれに対してどんなふうに向き合っていたかという話ばかり聞いているような……。

神田橋　ちょっとはっきりしない。内容ではなくて、作るということでしょう。

加藤　作り方みたいな……。

神田橋　作り方だとすると、技法の話だよね。それからもう一つ、そうではなくてスタンスということになると、私にとって詩作とは何か、私の人生における詩作の位置付けということになるでしょう。そっちなのか。それとも詞を作るにあたって築き上げてきた本人の技術をしゃべっているのだとすると、今しゃべっているこのボクとよく似ているね。

加藤　いいえ、技術から始まっていったんです。技術から始まって、詞を作る、私の人生に、というふうにシフトしていく。そのプロセスが、私のこの面接の大きな流れです。そのプロセスがどう展開されていったかというと、あとで申し上げますが、最後のほうに、自分の詞を使って作曲する活動を音楽療法の中ではじめていって、それを完遂するほうに向かいます。

神田橋　なるほど。

加藤　思い出を語った時は、ご長男のことは、「中学一年生のころから新聞配達をして弟たちにもお小遣いをやっていた。高専を出て就職してからボーナスのときには必ず送ってきた。『妻や子どももいるから送らなくていい』と言っても、送ってきた。嫁もいい人で優しい」といろいろ話されます。

　五月になったので余命六カ月を過ぎ七カ月目に入る。このあたりから「何カ月過ぎた」と、月を追うごとに「半年と言われたのに、もう何カ月過ぎた」という、もう一つのこの人の大きなこころの痛みというか、苦悩というか、生きづらさが言葉の中でずっと表現されていくんです。

「身体がだんだんきつくなるので、いつどうにかなるのかわからない。死んだ時のこと、初盆のことを息子たちに話し、こうやってノートに書いているんです」というふうに言っておられました。

身体がきついとおっしゃっていたので、「きつさには、どうやって工夫されていますか」と訊くと、「朝食と昼食の後に果物を間食するときつくない」と。ミカンを食べているんです。「どうせ逝くなら楽に逝きたい」とおっしゃっています。

七回目には、ご長男がいらっしゃって外に食事に行ったけれど、体調が悪くなって帰ってきたと報告されました。その話の後に「息子のことを思うと涙が出る」と言って、しばらくしっとりとした時を過ごしました。「もう間際だし、自分のことはわかっているので心配はありませんが」というふうなことで、自分によくしてくれた自慢の息子さんのやさしさをもう一度語って、退職した時に二十万円送ってきてくれて、それで道後温泉に行けた話などエピソードを振り返って語られました。「いい息子さんですね」と言って、これは終わっています。

このあたりの私とのやりとりでは、実に落ち着いてお話しがつづいていましたが、一方では、体調が悪化してきました。この方は、腹部エコーとか血液の検査など自分の身体のことをよくわかって進めてこられてきたんですが、この時、腫瘍マーカーが

「検査はしなくていいです。先生、私の話をよく聞いてください！」

中井久夫（1934-）精神科医。専門は、精神病理学。

上がっていたんです。それで動揺し、イライラもつのり、医師と検査をめぐってのやりとりの中でトラブルとなりました。「検査はしなくていいです。先生、私の話をよく聞いてください！」と怒ったという記載がありました。

その時、プライマリのナースが当然その間を取り持つんですよね。それで、私は医師には関わらずに、プライマリの所に行って、「カルテにこう記載があるけど、どんなふうにとりなしたの？」と訊くと、「心情的につらいという話を聞きました」と。そうしたら話の中で、「私も言い過ぎた。ドクターに謝りたい」と言って、それでやりとりが少し収まったということだったんです。

神田橋　そんな場合に、「昔もそういうふうにドクターにワーッと言っていたかしら？」と。「もっと自分で我慢して抑えていたんじゃなかったっけ？」とか。あるいは、「それを鬱々と抑えて　持ちつづけていたんではなかったっけ？」と本人に訊いてね、「その時、その時代よりもドクターとあなたとの関係がオープンになっていることから起こっていることであれば、何かよかったとも言えるし、言い過ぎましたということだって昔より言いやすくなるし」。そういうものは信用関係ではなくて、信頼関係でしょう。「気持ちがオープンに伝えられるということが、信頼関係ということのように私は思っているんですけど」とかいうのを、このへんにちょっと。

この間、中井先生（中井久夫）と会った時に、前にも聞いたことがあったけど、「苦情を言うのは患者の義務です。権利ではありません」と言うんだって。それは、患者も治療者のズレや間違いを正すということをすることで、二人でやっている医療をよくしていく。だから「義務です、責任です」と言うんだって。そうだよなあ。ボクは、そうは普通、言わない。「文句が言えるのが信頼だもんね」と。それで納得しなかったら、「継母には文句を言わないのが普通なのよ」と。

「ここへ来て七カ月が過ぎた。余命半年をとうに過ぎた。……」

加藤　それで次の回には、「七カ月が過ぎた」という話題が出てくるんですね。

「ここへ来て七カ月が過ぎた。余命半年をとうに過ぎた。私もすべて知ってわかっているんです。ここに来る患者さんたちは、ただただここのスタッフにすがって生きているんです。何も怖いと思わない。ただ、できることなら楽に逝きたい。病気のきつさは自分で耐えられるが、薬のきつさはイヤなんです」ということをおっしゃって、「できるだけ楽に過ごすということがAさんの目的ですね、それを大事にしましょう」と言って、どういうことがご一緒にできるか、お手伝いできるかということを話し合っています。そして、そういうふうに話したよ、ということを、とても大事なことだと思ったのでスタッフにまた伝えています。「できるだけ楽に過ごす」。わざわざきついことはしない、というスタンスでもってやっていこうとしている。そこを一緒に支えていくあり方を見出していこう、というふうにですね。

「できるだけ楽に過ごす」

　そうしたら次に、お母さんの思い出話が出てきました。「先生にこれを見せよう」と、「年に一回、日本詩人連盟の総会があって案内が来る」と言ってその案内を見せてくれたんです。「私は行ったことはないが、私のような田舎者は行っても仕方ない」と

母の思い出話。

言って苦笑いするんですけれど、「ということは会員なんですね？」と言うと、ニコッと笑って「そうなんです」と。そして自作の詞「おとし蛍」を見せてくれました。
「これは女の人の儚い一生を思い浮かべて書いた。演歌っぽくなくあっさりと書けている」と言って、その後お母さんの思い出話に入るんですが、「子どものころ、家の近くに大きな桜の木があったんです。その木の下でよく草取りをしていた。その木が母のように感じられて。母が死んでから、それを詞にしたのがこれ。戦争で焼け出されて佐世保から移ってきて、父と母は子どもたちを連れてこちらに帰ってきた。田んぼはあったけれど、母は本当に苦労して子どもを育てたんです。妹を背負って魚を売って歩いたり。妹が『母ちゃん、今日は一匹も売れんね』と言ったそうだ。この話を聞いたことを思い出すと、昔は貧しかったけれど、思いやりがあって他人によくした人だった。今、母のことを思うと、ああしてやればよかったと思うばかりだ。詞に書こうと思っても語り尽くせない」とおっしゃいます。
「ここへ来て、いつ何が起こるかわからないので、三男には家を片付けるように言っている。自分は運命と思ってあきらめているから寂しいとは思っていない」。最後に、「今、振り返ると、Ａさんのこころの中にはお母さんの姿がくっきり映るんですね。お母さんのお気持ちが、今のＡさんとどこか通じたようなものなんでしょうね」と。

神田橋　「Ａさん」というのを省くといいんだよ。もう一度読んでごらん。

加藤　「ここで振り替えると、こころの中にお母さんの気持ちが映るんですね。お母さん

普遍性のある心理、普遍性のある考えを語る時は、時間とか固有名詞を省いて話せないかなあと考える習慣を持つといい。

のお気持ちが今どこか通じたものなんでしょうね」

神田橋　「Aさん」というのを省くとね、今度は、お母さんとしてのこの人が、息子たちの中に残るということに、メタファーになりやすいよ。「Aさん」を入れるから時空間が固定されてしまう。メタファーにすると、「母の記憶が私の中に残っているように、私の記憶が長男たちに残っていて、それでよくしてくれているということは同じことの繰り返しじゃないか」という考えが、詩人であるこの人の中に生じやすくなる。

　生じやすくなるのは、こちらが入れ込んだわけでなくて、当然、生じていいものが生じるように刺激を投げていくわけだね。だから、普遍性のある心理、普遍性のある考えを語る時は、時間とか固有名詞を省いて話せないかなあと考える習慣をもつといい。それができると、詩人としての治療者だ。

加藤　そうだ、そうですね。普遍性……ああ、わかりました。なるほど。

神田橋　大事なことは、詩を語るように語る。詩を歌うように語る。入っていく時期が来ていれば。時期が来ていれば、入っていく。ところが固有名詞があれば、入っていく時期が来ていても、入らない。その技法は、外国で勉強してきた人は使いにくいと思うんだ。主語がない言葉が通用する『源氏物語』の文化というものが、日本にはあるんです。それは根深いものです。日本の文化には代名詞がないでしょう。代名詞がなくて使える日本の文化がある。そのほうがずっと高級なんだ。

加藤　七月に入ると、いつどうなるかわからない、今の生きづらさというものが前面に出てくる事態に拍車をかける事件が起きました。それは保険会社とのトラブルで、六カ月を過ぎてしまうと保険会社からの支払いが滞るということがあって、「一旦打ち切りましょう」ということが保険会社から申し出がありました。「もし、がんが進行して、治療あるいは緩和が必要になったときに再請求できますよ」と。

これには医師の診断書が重要になるわけで、判断の決め手になります。この人の状態が今どうなのか。それを医師がよくしたもので、一切隠さずに「こんなふうに書いて報告しようと思うけどいいですか」と訊いて、やりとりができたので、本人はストレスフルではあったけれども自分ですべてを確認し、自分で保険会社に電話をして直接話をして、おさめたということがありました。

神田橋　よかったなあ。

加藤　これはよかったです。代行しなくてよかったんですね。

神田橋　人に任せれば信用をめぐる葛藤が出てくる。自分ですれば、間違っていれば自分の責任だからね。

加藤　病棟では、七夕のお祭りのときにお膳が準備されました。Aさんは、お膳に添えられていた織姫と彦星のカードを見て、そこに何も書いてないのが寂しそうだとおっしゃって、これが本当にそのとおりなんです。それで、これには書こうということで書いてくださったのが、織姫のほうに「たれゆえに布をまといて天の原」。彦星のほうには「きみゆえにおもいいま天の原」と書いて。あと短冊も自分で綴り、「夏の夜空にきらびやかに咲く花火　ひとたびの幸せを」と披露してくださいました。

神田橋　『明治一代女』の二番はそうだよね。「怨みますまいこの世のことは　仕掛け花火に似た命　燃えて散る間に舞台が変わる　まして女はなおさらに」。作詞は藤田まさと。ボクはあれが好きでね。「燃えて散る間に舞台が変わる」、仕掛け花火はそうでしょう。スーッと違う絵柄に変わっていく。

「動悸がして歩けなくなりました」

加藤　七月の終わりに、歩けないという事態になります。「この前、売店に下りた時、動悸がしてきて歩けなくなりました」と。病棟は七階で売店は一階にあります。「その時、涙が出た。家では泣いたことないのに、やはり負けるもんかという気持ちが強くて、気が張っていたんだろう。窓から通りを見ると、歩く人が見える。うらやましく思えるんです。最後は苦しいのは嫌だ。腹水が溜まらず、苦しまないで逝けたらいいと思う」とおっしゃって。

「涙をこらえて、草をむしっていた」

神田橋　お母さんが死んで、桜の木の下で草をむしっていた時に、涙をこらえているような気がしたもんね。「涙は見せないというのは、もう長年、あなたの生き方として保持してこられたものなんじゃないかな」とか。そんなようなことをちょっと言ってみたいような気がするね。

　あの話を聞いた時、「涙をこらえて」というのが入ると、「涙をこらえて、草をむしっていた」と入ると……草をむしっていたというだけだと何か、よくわからないでしょう。感情を抑えるのに、単純な繰り返し動作というのはいいもんですから、そうかなあと思って。それを思い出して、今、言った。

加藤　私はその話を聞いた時にそっちには行かずに、「動けなくなってきた」ということに焦点が合ってしまったんです。動けないというのはこの人にとってすごくつらい。動きたいし、苦しくても動いてきた人だから、それが取り去られるというのは窒息しそうな状態と感じ取ったので、「それでも今、下には行けないけれど、ここでは身の周りのことはできておられるようですから、その力を使ってここで過ごすことは何かできないですかね」というふうに……。

神田橋　今のこの状況で「動くと動悸がしてきつい」とかいうのは、このケースの一番最初の主訴と同じであるから、これはメインテーマなんです。だから、主訴はずっと頭のどこかに留めておかないといけない。そうすると、主訴はそういう意味合いを持ったメインテーマだったんだと、ここではじめてわかるんです。

来たときは、ただ病状のことでそう言っているんだと思っていたけど、加藤さんがずっといろいろなことを語ってもらって、ここで出てきた時に、この主訴というものがどれほど象徴的に重大な意味を持つ主訴であったのかというのがわかる。だから主訴を忘れないように。

主訴の意味がわかった時に、治療は本来あるべき深さに到達したということなの。主訴の象徴的な意味が明らかになった時に、本格的に治療は軌道に乗ったんだということになる。

「動くと動悸がしてきつい」は、最初の主訴と同じであるから、メインテーマなんです。

主訴の意味がわかった時に、治療は本来あるべき深さに到達したということ。

「何か、お手伝いできることありますか」

自作の詞をノートに清書することについて、転記を依頼される。

加藤　ご本人が言ったのが、「今までいろいろなこと、ノートにバラバラ書いてきたことを少しまとめられればとぼちぼち思います」と。「何か、お手伝いできることがありますか」と訊きました。

神田橋　あっ、いいなあ。すごくいい。

加藤　ここからだと思いました。

神田橋　これはいいなあ。これはちょっと思いつかなかった。これは最も平凡にして最も重要なレスポンスだよね。この人は、自分で歩いてきた人が、自分で歩けなくなって、そしてもう一度違うかたちで自分で歩き出そうとしているわけだ。

だけど、それは機能を失った人が、象徴的に前の機能を取り戻そうとしているんだから、どこかに欠如態がある。だからここで「何かお手伝いできることが……」と言うのがばっちりなんだよね。ああボクは思いつかない。やっぱりあなたには援助者としての魂があるんだな。

加藤　その流れが、そのまま次につながりました。自作の詞をノートに清書をするということについて、私に転記を依頼してきたんですね。「今日は、先生に一つお願いがあります。このノートに私の詞を写しているが、どうもうまく文字が書けないので先生にお願いしたい」と二編、パッと出したんです。「わかりました」と言って、私は声に出しながら本人と一緒に声を合わせて、一言一句を転記していきました。

神田橋　ちょっと難しいのはね、本人の好み次第でパソコンに打ってあげるのと書くのと、どっちがいいかな……。パソコンに打つと記録の転送とかができやすいものだから、本人がそっちを好む場合とかがあって、これは本人のニーズの味。ニーズがどっちにあるか。提案だけはしてみたいな。

加藤　なるほど。そうですね。

神田橋　やっぱり手で書いてあげるほうが関係として細やかだけれども、自分の書いたものをまとめるという意味では、パソコンに打つとまとまったものができあがってくるからね。

ボクは、父が晩年のときに中古のワープロを買ってやったら、喜んでいっぱい書いて、死んだ時に親戚縁者に配ったけど、それはよかったですね。手書きだとちょっとそれがしにくいかなあ。どっちがいいかわからんが、こんな場合はほとんど、あなたが選んだほうが正しい。

加藤　この時には手書きで書いたんですが、これからいろいろそうじゃないものが出てくるんです。「家」とか「故郷《ふるさと》」ということがテーマで出てきたんですね。テレビでこのとき、大河ドラマ「篤姫」をやっていたんですが、「篤姫が故郷から持ってきていた、薩摩のものを焼くシーンを見ました」と言って、刺激を受けたということを語られました。

「C町の家を思い出すと涙が止まらない。帰りたいなあ。やっぱり先生、いよいよとなったら家で死にたいと思った」と。私もそれを聞いて、「それが本当だよね」と

「……帰りたいなあ。やっぱり先生、いよいよとなったら家で死にたいと思った」

「最後は家で」

自分の生きてきた証

いう気持ちがあって、「こころの中の故郷に帰りたいと思うのが本当ですよね」と。

神田橋　あのね、文章を全部省いて「ね」だけ言うのがいいんだよ。

加藤　「ね」……ああ先生、本当ですね。「ね」の効用ですね。本日のテーマですね。

「でも無理。帰り着く前に、気分が悪くなるでしょう。出てくる前に畳も新しくしたし、襖も張り替えたんです」。私は「気持ちを片付けて来られたんでしょう」と言いました。「最後は家で」という気持ちを素直に。今までそういうことを言わなかったんです。「ここで、できるだけ楽に逝ければいい」というふうに言っていた人が「最後は家で」と。十月になると、作詞の話題から、自分の生きてきた証として曲にして子どもたちに渡したいという話が出てきます。

次に行った時、九月ですが、「惜春」という詞を披露されました。「若い人のイメージで書いたんです」と生き生きと語られました。

その前に、Ａさんがだんだん動けなくなってきて、一人では外に出にくいということがあったので、私はお手伝いの一環として「もし外に出たい時があったらおっしゃってください。車椅子もあるし、散歩にも行けますから。私の時間をそういうことに当てていただいてもいいですよ」と言っていたんですが、そのことで、私がちょっと言い過ぎてしまいました。

「先生から散歩に出ようかという申し出がありましたけど、以前、エレベーターで患者さんを見舞いに来た人が偶然知り合いに会って、『あんたどうしたの？』と尋ねていたんです。そうしたらその人が、『ちょっと足が悪いんや』という話をしていて、私は『足が悪いくらいで入院したんだ。うらやましいなあ』と思いました。かえって悲しくなって泣いたの。だから他の病棟の患者さんにも会いたくないし、外に行きたくないんです」と。「そうなんですね」と返しました。

Aさんが、自分がまさに死に逝く患者であるという身の上を強く意識しながら、日々を病院で送っていることが、私のこころに突き刺さるように伝わってきました。「もう十カ月になります。ケアも行き届いて感謝しています。C町の露地物のミカンができるなあ」と付け加えて、おうちのことをイメージされながらというセッションでした。

ここで私は、死が間近に迫る人は、元気な人を見ると気が落ち込むんだということをこころに深く学びました。

神田橋　ああ、なるほどねえ。

加藤　ああ、と思って。だから単純に「外に行くと気持ちがいいよ」とか言ってはいけないなあと自戒しました。自分がいいと思って言っていることが、相手を傷つけることがあるとしみじみ感じました。

神田橋　「みじめ」という言葉が、キーワードになる人とならない人がいるよね。市川雷蔵はがんだったと思うけど、がんになって病状が悪くなったときに、一切、面会謝絶にしてくれと、人々の中の市川雷蔵のイメージを壊したくないと言ったんですね。そ

「みじめ」という言葉が、キーワードになる人とならない人。

れで奥さんが面会謝絶にした。それも「みじめ」ということに関係するんでしょうね。自己イメージ。自分の、自分のイメージを保ちたいということがあるんでしょうね。小説なんかにはよく出てきますね。

加藤　十月に、これがそろそろ転機になるかなというセッションがめぐってきました。本人が作詞した「恋港」という、演歌みたいな題なんですが、披露してくださいました。三男さんに言って、家から持ってきてもらったんです。

五十代の終わりにB総合病院に入院する前に、歌作りの先生のところに稽古に行って、自作の詞に節をつけて曲にしてもらうという指導を受けていたということを、楽しそうに語られました。その時のことを、「当たって砕けろの精神で、自分の詞を持っていって作曲してもらいました。これが、子どもたちに私が生きた証にもなると思って」と。「そんなふうにこころを込めてこられたんですね」と、ただ返したんですけど、この時に私のこころの中にフワッと涌いたイメージは、「そうだ、それを今もしたいんだ」と。「そういうことなんだ」と。要するに、自分の生きた証というものをもう一度ここでも作って、それを子どもたちに渡したいということをはっきり私が感じたので、それを私はここではパッと言わないで、もしそれがいいなら次のセッションで何か出てくるはずだと思って終わりました。

それで最後に、生きた証を残すというこの人の取り組みがテーマになってきます。

十月に入ると、音楽を聴くことが、Aさんにとって、自分の人生を味わう時間にな

「そのまま涙を流して、こころがすっきりした」

自分の情緒の中で、昔を思い、この人の活動のイメージが保持される。

音楽療法士

るということがはっきりと面接から見えてきました。

「ここで電車を眺めていると、あの電車に乗って作曲の先生のところに行ったなと思うと、元気だったころを思い、自然に涙が出ます。それに『荒城の月』を読んでは、こころがしみじみとして涙が出ました。〝昔の光今いずこ〟という言葉に、元気だったときと今の違いを感じて涙があふれた。そうしたら先生、前は涙を我慢してつらかったけど、そのまま涙を流すと後は気持ちがすっきりすることに気づいたんです」。これが私にとても響いて、「そのまま涙を流して、こころがすっきりした」と。

神田橋 「やっぱり自然はいいよね。自然に帰って行くのがいい」とつぶやく……。

加藤 先生ならですね。つぶやき……。

神田橋 涙が流れるのは自然だし。自然に帰って行くのがいいというのは、死んでいくことでしょう。

加藤 「昔の光今いずこ」という「荒城の月」を読んでは……ということがあったので、この人、どんどん能動性が失われていくんだけれども、歌を聴くというのであれば、そういったことが可能だろうなと。自分の情緒の中で、昔を思い、この人の活動のイメージが保持される。それで「音楽療法士さんという人がここにいてね」という話を私のほうからしました。「Aさんが聴きたい歌をその場で歌ってくださる方がいるんです」というふうに言ったら、「ぜひお目にかかりたい」ということがあって、「荒城の月」と「ふるさと」と「みかんの花咲く丘」を聴きたいというリクエストがあったので、次から音楽療法士さんに一緒に来てもらうことにしました。

神田橋　この人はなかなか素晴らしい人なので、「直接にあなたの病気と関係ないけど、一つ教えてほしいことがあるが」と切り出してね、「病気で身体やこころは元気がなくなっていくのに、逆に魂は元気になっていくということは、あり得るのではないかとふと思ったけど、どうですかね」と。

加藤　その通りのことを本人が言いました。

神田橋　訊かないで、向こうが勝手に言うほうが、何倍もいいね。ボク、訊いてみたい気がしたんだ。

加藤　たぶん、先生がそこでこれを訊いたら、もっと本人が、じゃあ、音楽療法士と聴くのではなくて、「自分の作詞したものを曲にしてください」というのが早く来たと思います。そうしたら、もしかしたらこの人の時間がもっと自分の思うような……本当にぎりぎり、亡くなる前の日にＣＤができたので……。

神田橋　ボクがその連想をした、それを訊いてみようかと思ったのは、ずっと前のほうに出てきた「……よ」なの。

加藤　「よ」……。

神田橋　つまり、この人は、自分の意見を相手に伝えて、認めてもらうことによって自分の意見が確実になるというメカニズムがあるだろうと言ったでしょう。それを、ここで使いたいの。

「こういうふうに連想したんだけど、体験者としてのあなたに教えてほしい」と、「我々の仕事上、こういうことがあると本人に言ってもらえば、将来仕事をしていく上で大事な知識として使っていけるから教えてほしい」という意味で訊くと、前のときの「よ」は、本人自身が安心するために、人々に自分の意見を承認させるということだったけど、今度は、我々が彼女から学ぶことによって、その副産物として彼女のほうも自分の考えが力強いものになる。今度は産物と副産物が逆になるけど、型は同じだからね。それで訊いてみたいなと思った。

加藤　もう最後のほうになってくるんですけれど、十一月に入ったときにAさんが「ちょうど一年が経った」とおっしゃいました。「ここへ来た時は、せいぜい三カ月くらいと思っていたんです。音楽が聴けるなんて考えてもみなかった。先生に『荒城の月』の話をしたのがきっかけでF先生（音楽療法士）の歌も聴けた。そこから、「また歌が聴きたい、音楽が聴きたい」という気持ちが出てきた。このごろ調子がいい。先生、私は逆さまになりました。最初はダメかと思っていたけれど、その時よりもずっと調子がいいんです。私のペースでゆっくりとやれるので疲れがないし、ストレスは今ないんです。なんだか年末もお正月もいけると思う」と言って、この人の中の意欲が回復して元気になってきたという感じです。

十二月に入ると、プライマリナースとのお別れがありました。担当のプライマリが病棟異動になって、すごく残念がったんですけれども、このプライマリがオカリナを吹く人で、最後に、Ａさんが好きな「ふるさと」を吹いてお別れしていきました。私は、後ろのほうからその光景を見届けていました。

ところが、暮れが近づくにつれてどんどん身体の倦怠感が増悪してきて、腹水が少しずつ溜まるようになってきたんですね。話すと疲れるという状況になったので、そのことを私がお尋ねした時に「話すと疲れます。なんだか調子が悪い。先生とのお話はおしゃべりしすぎてしまうので、今日はやめます」と言われたので、「毎週木曜日に来ているので、ご用がある時には声を掛けてください」と言って、ここで、後方に下がるスタンスをとりました。ここからは完全に、音楽療法士とだけのセッションにバトンタッチしたかたちになりました。

音楽療法士とだけのセッションにバトンタッチ。

神田橋　ここで、他に関係を持つ人がいない場合は、「話をしないでただそばで一緒に音楽を聴く会にしていきますかね」と言うのがいいんだけど、ここはちゃんと代替わりの人というか、もっと行き来する場があるから、これでよかったけどね。

加藤　それでも、新年のご挨拶には私のほうから出向いて行ったら、「暮れからきつくて、腹水が溜まっている」と言われました。「だんだん悪くなっていてきついです。今日は熱があったんだけれども、『知床旅情』をどうしても聴きたかった。歌を聴くのもいつまでかと思う。これまでいろいろお話を聞いてもらったけれど、話すのはきついので、悪いがお断わりしたい」という申し入れがありました。そこで対話による面接はここで終結となりました。

その後は音楽療法士さんとご本人との間で、自分の詞に曲を付けてもらうということをAさんが依頼して、一月の終わりから二週間足らずの間にバタバタと曲の完成を目指して、時が経過したようです。

Aさんが音楽療法士を指導し、「ここはもっとあっさりと」とか言っているテープと、実際にお二人で作った曲を音楽療法士さんが歌っているテープと、そんなふうに曲と会話と両方入れたCDをこしらえて、それが、お亡くなりになったその夜に息子さんたちに届けられました。ナースの記載では、息子さんたちは「ああ母ちゃんの声だ。歌っている」と嬉しそうに言っていたそうです。これでこのセッションは終わりました。以上です。

神田橋　「魂」という言葉は、「スピリチュアル」という変なのが流行っているから、みんな多少嫌いだったり、また一般の人は大好きだったりするけど、嫌わないで、緩和ケアの中に取り入れるようにしてください。世の中にあるものは何か意味があって登場したんで、「魂」というものも人間がこさえたものですから、何か人間にとって必要な概念として生まれてきたんだろうから、あまり嫌わないで。

昔は、「精神療法という言葉は実に非科学的だから、やめて心理療法に統一しよう」ということを日大の井村先生が言っていた時代があったんですね。精神療法というものは、どうも街で呪術者がやっているものと紛らわしいから、科学者である我々がやるものは心理療法と言うべきだ、と。もうその時代は去ったから。「魂」というもの

井村恒郎：精神科医。日本大学医学部精神科教授。神経心理学、精神病理、精神生理学の分野で日本における先駆的研究を行う。

も大事にしてください。

そうしないと、何もできなくなった人には、魂は……それこそ昨日、山岡先生（山岡憲夫医師、やまおかクリニック院長、本会の参加者）が言っていた脳死の患者のことなんか考える時に、魂という概念はどこかへ道を開くかも知れない。

無脳児のことを書いた本が出た。一番新しい『こころの科学』の書評欄に、無脳児のことを書いた本への書評があって、その中で、無脳児にとって生きているということはどういうことかと考えている。もし関心があったら見てみてください。

終わります。

付記　本事例の公表を快諾してくださったAさんのご家族に、心より感謝申し上げます。（加藤真樹子）

世話人　二ノ坂　保喜

最期に「家に帰る」という意味

二ノ坂　この事例を読んでいて、在宅医として、まず疑問に思ったのは、十五カ月の入院期間です。それほどの長い間入院し、病状が落ち着いた期間があったわけで、「何故、家に帰そうとしなかったんだろう」、「在宅に帰そうという動きはなかったんだろうか」というのが、率直な疑問です。

はじめに入院の理由として、「きつくていろいろ家でできない。もう治療がないのでゆっくり過ごしたい」など本人の言葉があります。これはレスパイト（休息）としての入院が適応です。しかし、事例の終わりのほうで、彼女自身が「やっぱり家がいいわ」と言っています。彼女自身の思いの変化はどうだったのだろうか。それを汲みとる働きかけはなかったのだろうか、という思いがします。

この場合、一つには地域の事情（在宅医がいない、訪問看護ステーションが近くにないなど）の問題があり、ここには出てこなかった家庭の事情があるのかも知れませんが、在宅医としてはやはり残念に思います。

その一方で、家に帰っていたら、彼女が最後に「生きた証」として、詞をつくって歌にして残すという創作活動の展開があっただろうかという思いもあります。

この事例の場合は、緊密な時間と緩和ケア病棟という空間の中で、加藤先生による見事なマネジメントがあって、創作、「生きた証」が可能になったのでしょう。加藤先生から音楽療法士へのバトンタッチも鮮やかです。

緩和ケア病棟という限られた空間、限られた時間（この例のように、ときに大幅にズレるにしても）の中で、「家」に帰るということを決断し実行に移すことは、自分自身にも周囲にも負担がかかります。残された時間の幅にもよりますが、ときには、「家に帰るということ」、それ自体が目的となってしまうこともあります。それでも、家に帰った時の本人の表情や家で看取った家族の声を聴く時、それはそれで、本人にとっては意味のあることだったと考えます。

また、「家に帰る」といっても、それがそれまで住んで、暮らしてきた「家」を指すのか、あるいは、ともに生きてきた家族などを指すのか、あるいはもっと深いところで目に見えないいのちとつながったものを示しているのか、在宅を目指す私たちも考えていくべきだと思いました。

先生は、人が最期のときに「家に帰る」ということの意味を、どういうふうにとらえていらっしゃいますか。

神田橋　このケースの検討をしている時、ボクの頭の中には「家に帰る」というテーマが全くありませんでした。これは「丸引き受け」の無意識的姿勢があったからですね。二ノ坂先生のおっしゃる「家に帰る」は、「本来の自分の人生に帰る」であり、人にとってまっとうな欲求であると思います。とくに、この人は「休息」目的で入院したという表明があったのですから、それを頭に置くべきでした。

置いていたら、三五頁の「家を片付けるように言っている」のところで、「しばらくでもお家に帰ってみるとか、外泊してみるとかはどうですか」と問いかけてみることで、Aさんが無理に自分の欲求をおさえているのか否かが明らかになり、どちらであっても加藤さんに対して、一層、心の開かれた関係が育ったでしょう。

そこまで考えると、四頁の三男のセリフ（「まあ、実際、今は緩和ケアは必要ないんじゃないかなと思うけど、本人が言うことだからその通りにさせてやりたい」）が意味をもってきて、本人は自分が動けなくなって、三男に負担をかけるという理由で、入院を言い出したのかも知れませんね。

つまり「三男への思いやり」というのが主訴の意味（三九頁）の少なくとも一部であったかも知れない。

そう仮定すると、四一～四三頁の対話の内容が変わっていただろうと思います。

ボクは、生まれ育った家で暮らしていますので、家で死ぬことは、人生が最も自然に終わることになると実感しています。

在宅医はどこで心理職と出会えるのでしょうか

二ノ坂　三つの事例を通して素朴な疑問です。在宅医はどこで心理士と出会ったらいいのでしょうか。長くなりますが、少し説明を加えます。

在宅ホスピスに関わる医師は、しばしば真剣勝負の場面に出くわします。患者さんは病院から「もうできる治療はありません」と言われ、納得できないまま、次の選択を迫られます。選択の一つとして、家に帰ります。そこから、私たち在宅ケアチームは関わります。

私は、医師として、短い、厳しい闘いになるであろう人（患者と呼ばれます）と対峙し、「はじめまして、これから担当します、在宅医の二ノ坂です」というあいさつから入り、その場で「信用」を得なければなりません。ここでは、先生のおっしゃるように「信頼」ではなく、「信用」でしょう。また、相手を理解したつもりであっても、本当は理解し得ないのだということが、前提です。

それでも、「私はあなたに対して、自分ができる最善のことをし、また、それができます」ということを伝えます。そこには、「最後まで一緒に歩いていきます」という意思を伝えること、つまり私の覚悟が重要だと考えています。

そのうえで、医者に求められる本分は、まず、「痛みを取ること」、「症状を緩和すること」です。問題点を解決することが、医師本来のつとめですから。

この事例の中で、医者は丸投げを受け過ぎるという先生のコメントがあります。私たち在宅ホスピス側は、チームで引き受けることが前提ですから、「丸投げを受ける」ということではないけれど、患者と家族の人生を、少なくとも一時的には、かなりの部分を引き受ける覚悟で臨みます。

ところで、私は医師として、患者を診療し、診療記録＝カルテを書くわけですが、患者さんの最期の日々を記録したカルテを振り返って我ながら驚くことがあります。自宅を訪問し、その人と向きあっていたにもかかわらず、そこに患者さんの生身の姿が記されていないことに気づくのです。訪問した時に、その人が座っていたか、立っていたか、表情は明るかったか、苦しそうだったか、そばにいた家族は誰だったのか、その距離は？　その表情は？　枕元にはどんな本や飾りや花があったか。その人の髪型がどうであったか……、そんな生身の姿が見えてこないのです。そこに記されているのは、痛みはどうか、うまくコントロールされているか、食事の量や排泄の状態はどうか、貧血や黄疸が出ていたか、吐き気や嘔吐はどうだったか、腹水がたまっていたか、それにどう対処したか、そうした医療的なことばかりです。

加藤先生のカルテの記載に、改めてその人の人生を見る、こころに思いを馳せる、ということの意味に気づかされます。

しかし現在のところ、在宅ホスピスチームにそのような記録に対する意識はまだなく、結果として患者の人生、生活全体を俯瞰する思想や役割はまだありません。

先生は、心理職のことを「隙間産業」として生まれたとおっしゃっています。在宅では、医師、看護師、ヘルパー、ボランティア、薬剤師などそれぞれの役割があり、しばしばその役割が重なっていきます。全体のマネジメントをするのは、現状では、医療がわかり、生活がみえて、家族の状況をつかむことのできる看護師が最適だと考えています。その役割を担う看護師を、「トータルヘルスプランナー」、または「緩和ケアコーディネーター」と呼ぶこともあります。

そのなかで、在宅は、どこで心理士と出会えばいいのか、そして、在宅において心理士をどのように位置づけ、どのように協働していけばいいのか、今後の重要課題だと考えます。

心理職は隙間を埋める役割をもつかも知れませんが、隙間産業というよりも、各職種、患者、家族などをつなぐ「接着剤かつ潤滑油」なのかも知れませんね。

神田橋　ボクの祖母は、戦災で焼け出されて疎開していた民家で（おそらく）心筋梗塞で死にました。最後のコトバは、「医者の婿を二人ももっているのに、最期を看取ってもらえず残念」だったそうです。一人はボクの父で、インパール作戦に出征中で、もう一人の叔父は、戦災の後片付けで臨終に間に合わなかったのです。

ボクの幼いころ、人は富山の置き薬で自己治療をするのが普通でした。保険などなくて、医療費が高かったからです。それでも、最後だけは、「お医者様に脈をとってもらう」のが普通でした。

「死の床に臨む」のが、「臨床」の語源だと聞いたことがあります。

そのことを思うと、在宅医は医の原点の活動をしておられるのだと思います。すべてを一人で引き受けると「隙間」はありません。当然、医師がトータルコーディネーターであり、スタッフは補助者です。

しかし、「チーム」が一人の患者にあたるということになると、それは、現代医療に少し近づき、隙間をどう埋めるかがテーマとして浮上します。複数の人が関わると、患者の内部（こころ）はそれぞれの役割ごとに依頼を分割する必要が生じます。隙間の有害は、患者の内側に作られる役割間の隙間です。

生死のテーマに関わる医の原点は、「丸投げ」「丸引き受け」が理想形であり、分けるのは技術論であり、必要悪だと思います。

マシンガンと戦闘服と

発表者＝栗原　幸江

事例に入る前に

今回、提示させていただいた事例は、当時所属していたがん専門病院の開設初期に入院された患者さんで、がんの確定診断と「抗がん治療ができない」という説明をほぼ同時期に受けて、入院中のＡ病院から当院緩和ケア病棟に転院となった三十歳代の男性です。いきなり「治癒不能ながん」と告げられ、緩和ケア病棟に入院となったＮさんとご家族の「絶対治す、絶対治る」という姿勢や、事例説明の中で登場するさまざまな闘い方をどのように読み解くか、そして私たちスタッフの関わりの指針を求めて、「由布院　緩和ケアの集い」で相談させていただくことにした継続中の事例であり、私にとっては、初めてこの由布院の集いに出させていただいた事例でした。十年ほど前になります。

Ｎさんは、セカンドオピニオンを求めて当院泌尿器科を受診される三カ月ほど前から微熱や痛みの自覚があり、はじめは「炎症性の病気」と説明され、近医にて水腎症の治療などを受けていました。症状が改善しないため何度か転院を重ね、三施設目となるＡ病院で細胞診やＣＴ検査が行われ、その結果「がんの疑い」が伝えられました。当院の泌尿器科であらためて情報が整理され、追加検査の骨シンチの結果なども踏まえて、「腎がんの多発リンパ節転移および多発骨転移」であること、持続する感染症（膿腎症）のため、化学療法が「逆に命取りになってしまう」ということ、「当院で提示できる治療は症状緩和」で「当院の緩和医療科の受診が可能」ということなどが、泌尿器科医よりNさんとご家族に説明されました。

＊＊

神田橋　ああ、入ってなかった？（MDプレイヤーに録音されてなかった）
栗原　でも、背景説明部分ですからね。
神田橋　ボクのセミナーは必ずアクシデントがある。機械が壊れたりすることもある。家に帰って聴いてみたらなんにも入ってなかった、とか。
栗原　その話が泌尿器科であった翌日に、緩和医療科を受診されます。その時には、Nさんは車椅子でみえ、奥さんが側につかれ、ご両親と妹さんがその後ろに座られ、皆さんでいらっしゃっていました。

泌尿器科で病状説明があった翌日、緩和医療科を受診。

Nさんはうつむき加減で、とても青白い顔をされておられ、ただ目はすごく、なんと言うか切迫感と言うか、力があって。で、外来では医師と看護師と私との三人で初診の患者さんにお会いして、「その時に泌尿器科の先生にはどんな説明されましたか」とか、「緩和医療科についてどのようなことを聞いていますか」とか、あるいは、「今

「自分としては、治るという気持ちでいる。負けないという気持ちでいて、治ると信じていないといけないと思う。……」

の自分の状態をどんなふうに考えているのですか」とかお訊ねしました。

その時点で、Ｎさんがおっしゃっていたのは、「抗がん剤を使ったり、手術をしたりという治療は、今の身体の状態では無理だ。そういう治療ではなく、痛みを和らげたり、身体の状態を整えたりすることで、いい方向にいくといい。自分としては、治るという気持ちでいる。負けないという気持ちでいて、治ると信じていないといけないと思う。緩和医療科で、不安を取り除いてもらいたい。カウンセリングなどこころのケアをしてもらって、免疫力をアップさせたい。抗がん剤じゃないやり方を自分でもいろいろ試してみて、それでなんとかしていきたい。痛いとか苦しいとかはダメだから、それはなんとかしてほしい。痛みをコントロールしてもらって、体力を落とさないようにする。食欲を落とさないようにしたい。いつも誰かが近くにいてくれるといい」ということでした。

彼の言葉の中に「治したい」、「治るようにしたい」で、「そのまま放っておいたりしないだろう。必ずいい方向にいくということを信じている」ということが、頻回に登場しています。

食欲に関しても、「今、病院で出されている一八〇グラムのご飯をお茶漬けでなんとか流し込んでいる」。具体的に数字が出て、こんなに食べていますということをおっしゃっていました。

神田橋　この人は、数字をあつかって対人交渉するような仕事ですか。

高校の化学の先生。

「心臓がバクバクしてきた」

栗原　高校の化学の先生です。

神田橋　だから、その仕事に対して非常に適性がよくって、それがしっかり身についていて、それを、がんという治療を行う場合に最大限発揮しているよな。

この人をずっと支えてきたものが、今、それが最大限発揮されて自分を支えているというふうに経歴と今の状態で感じたら、これをサポートしてやらにゃいかん。

この本人の、なんというかなあ、「天は自ら助くる者を助く」。こっちは天じゃないんだけどね。自らを助けようとしている部分を助ける、というスタンスで協力する。

栗原　ご両親もそこにいらっしゃっていて、とくにお父様が、あふれるように告知の時の状況を説明している時に、Ｎさんが「やばくなってきた、心臓がバクバクしてきた」とおっしゃいました。

その時に話を切って、ちょっと深呼吸をしていただいて、「しばらく、ちょっとゆっくり息をしましょうか。これまで似たようなことがありましたか」とお訊きしたら、「これまでに心臓がバクバクしたことは三回あって、最初は告知の時、〝がんかも〟って聴いて全身から血の気が引いた、不安でどうしようもなかった。でその時に、〝負けない〟って思ったけどね」と。

神田橋　話は変わるけど、ボクは心臓がバクバクするという感覚がね、自分ではわからんのですよ。わからんのですが、だけど、一つだけ気がついているのはね、心理的なものでない場合、「バクバク」という表現をする人はいないね。心理的なものでない場合は「ドキドキ」とかね、「締め付けられる」、「どんどん」とか言うけどね。「バクバク」というのはね。必ず心理的なものだよね。馴染む言葉なんだろうね。近ごろ「バクバク」と言う人がよくいる。

ボクのところには、心臓の高さのところで背骨が歪んでいるために、不整脈が起こっている人が来て、ボクが治してやるんだけど、そういう人は「心臓がドキドキしている」とは言うけど、「バクバク」とは、絶対言わないね。なんだろう。「バクバク」というのは、なんかしっくりするんだろうね。

栗原　あとは、日曜日の夕方にテレビでやっている「ワンピース」というアニメーションがあるんですが、それを観ている時に、「なんでかわからないけど急にバクバクしちゃった」。「その時はどうしたんですか」と訊くと、「負けない、絶対治る」と書くんだそうです。そうすると落ち着いてくる。あとは、「自分に〝絶対治るんだ〟と言い聞かせることだ」とおっしゃっていました。

神田橋　この人は、理想的に言うと、最後の瞬間に「私はよくがんばった」と自分を褒めるというかたちになると一番いいんだろうね。

最後の瞬間に「私はよくがんばった」と自分を褒めるというかたちになると一番いいんだろうね。

栗原　そうですね。今、どんなことがつらいのかということをうかがうと、「左の腰から腿にかけて痛い。鈍痛がある。あとはだるい、食欲がない。食事の量が少ない。眠気があるんだけど、熟睡できない。ハルシオンを飲んで四時ごろまでは眠れるんだけど、あとは浅い、と。それで日中横になると、どうしても眠くなる。ここ三週間の間に三回悪夢をみている」と。

最初は、息子が交通事故の現場にいると聞いて「おいおい」と思って探しに行く。息子が交通事故に巻き込まれたんじゃないかとすごく怖くなって。でも、自分では何もできない。あとは、殺人のサスペンスもので、自分は加害者でも被害者でもないんだけれど誰かが殺されるのを知っていて、でも何もできない。もう一つは覚えていない、ということをおっしゃっていました。

神田橋　あなたがもし思い出すことができれば、その話の時を思い出すことができれば、「何もできない」という言葉を言った時に、一番、悲痛な感じが声の調子にあったかなと思った。つまり、患者は何もできないので、医者にまかしておいたのに、医者も何もできないまま今の時点に来ているということは、「無力」と言うかな、それと、「負けないぞ、がんばるぞ」とか、「絶対、治すぞ」とか言うことがちょうど表裏の関係にあって、どうしても湧き上がってくる無力感、と言うより無力状態を克服しようと努力をしていれば、何もできないという言葉の時に、何か悲哀の感じが出ているはずだけどな。

そうであれば、当然、自分の病いに対して何もできないということがあるんだけど、人は死ぬまでの間に何ができるかというテーマがこの人の中に現れた時に、そこで、こちらがぱっと手を握って、一緒に歩きはじめるための準備がこちらにできてくる。交通事故の息子の話が出たから、残していく子ども達のために、父親としてわず

「何もできない」ということばを言った時に、一番、悲痛な感じが声の調子あったたか。

人が死ぬまでの間に何ができるかというテーマ。

かな時間に何ができるかというテーマが出てきそうだから。

栗原　出てくればいいなと思っているんです。

神田橋　出てくればね、順調だ。その瞬間に対してこちらが備えをしていけば。備えをしていればタイミングを失わないから。そして、チームの中で、そういう体制が共有されていれば、この人は、理想的に流れていけばこういうふうになるはずだから、そういう芽が出てきた時に見落とさないように、すぐにぱっとキャッチするようにということを、チームで話し合っていけばいいんじゃないかな。

栗原　その通りです。

神田橋　ボクはみんなによく言うんだけど、心理療法をやる時にね、「我々はそのうちに、百年もせんうちにみんな死ぬから、みんなホスピスにおるんじゃと思って心理療法をすればいいし、逆に現在、ホスピスにいる人は、ホスピスでの治療をやっている人は、普通の心理療法をやっているんだ」と。ただ、時間が急いでいるだけ、スピードが速く、人生が進んでいるようなところで心理療法をやっているだけのことだ。

だから、ホスピスの心理療法はこうあるべきだとかいうのは、これは分類と差別であり、人間の命を、こっちに居る人とこっちに居る人は別の人と分類を持ち込んでいるのは、心理療法の基本的精神とは相反するものだと思うんです。人のこころを扱うことのマニュアル化はできるだけ避けたい。

「遅かれ早かれみんな死ぬんだから、みんなホスピスにいるのと同じじよ」と、どこ

……分類を持ち込んでいるのは、心理療法の基本的精神とは相反するものだと思う。人のこころを扱うことのマニュアル化はできるだけ避けたい。

十歳、八歳、三歳の三人の子どもがいる。

に行っても説明している。そう考えると、今のような話しになる。もう、ボクぐらいの歳になると、あと残されている人たちのために何ができるか、と思うじゃない。だから、ぎゅーっとコンデンスされているだけのことと思うんです。

栗原　A病院を受診するまでは、何が起こっているかわかっていなかったみたいで、A病院でようやく詳しい検査をしてもらって、そこで「がんかも」と言われるまで状況が見えなかったから不安だったし、病院が信用できなかったとおっしゃっています。

その時に、サポートに関してもうかがうんですけど、十歳、八歳、三歳の三人のお子さんがいて、ご両親と妹さんが車で四十分くらいのところに住んでいる。

お父様は「前向きに、プラス思考で考えていれば大丈夫」と何度も繰り返され、「他の治療はできるんでしょうか、緩和ケア病棟に入っても退院はできるんでしょうか」と言われる。

神田橋　お父さんの言い方はダメなんだよね。「プラス思考で考えていけば大丈夫」という言い方はね、必ず聴いた人の頭の中に「じゃマイナス思考で考えたらダメなんだ」とセットで浮かぶようになっているのよ、人のこころは。だからダメなの。

栗原　そうですね……。

神田橋　「あなた、そのやり方いいね」と言うとね、その言い方が、「よい」ということを褒められたことよりも、「先生は、やっぱり私のやり方がいいか悪いかということで観察しているんだな」と伝わるの。次は、悪いと思われるんじゃないかと構えができたりして、むつかしい。

栗原　「緩和ケア病棟に入っても、状態がよくなって外泊したり、退院したりする方もいますよ」とお話しすると、「じゃ、退院したら社会復帰をできるの？」と言われて、「ああ、そうか。ご家族はそこにいるのか」と思ったんです。ただ、お母様は、その話を聞きながらちょっと涙ぐんでおられて、「ちょっと（厳しい状況という認識が）入っているのかな」と思ったんですが、奥様は、ずーっと硬い表情で視線下向きで一点をずっと見つめているという状態で……。Nさん自身の表情はかなり淡々として……。

神田橋　これまでの医療機関の選択や受診について、奥さんが舅と姑から責められているかも知れない、と頭においておく。奥さんの耐えている姿は、そういうファクターが入っているかも知れない、とちょっと思っておくといいかも知れない。

何故かと言うと、奥さんがあまりにも守りの中に居過ぎるからね。

「なんであの時もっと早くがんセンターに連れて行かなかったのか」と言われたり、しかも自分もそう思っていることを言われたんだったりすると、やたらこたえるんです。

高校の教師で、バレー部の監督。

栗原　Nさんは高校の教師で、バレー部の監督をしておられて、自分自身が高校バレー部の厳しさを知っていて、「この試練を乗り越えたらもっと強くなれるかな。よくなったら筋トレをして、監督として高校に戻るのが目標。で、『俺がこれだけがんばったんだから、おまえたちもがんばれ』と言ってやりたい」ということをおっしゃってい

「絶対に治る。ここなら治してくれる」

……

「緩和に来て、何もしてくれないということになったら困るねえ。……」

ました。

Nさんは淡々としておられるのだけれど、心臓がバクバクするとか、悪夢とかいろんな話を言葉で表現される。緩和医療科にこんなことを期待したいとか、そういうことを具体的にもっておられることに対して、病棟としてちゃんと応えていけるだろうと感じたのですが、ご家族の「前向きになれば大丈夫」、「前向きにやっていれば大丈夫」というのと、Nさんの「絶対に治る。ここなら治してくれる」ということ、それをあまりにも言っておられたんで、そこがひっかかって、「緩和に来て、何もしてくれないということになったら困るねえ。せめてご家族には、病状の現実的な話とか治療のこと、予後のことについて知っておいてもらわないと」ということが入棟前のカンファレンスで話し合われました。

入棟カンファレンスでは、二つの病棟のうちのどちらの病棟への入院とするか、誰が主治医となるかということも検討されるのですが、そのほかに、こちらに転院する前に今の主治医の先生からもう一回病状説明してもらったほうがいいんじゃないか、転院後、もう一度ウロ科（泌尿器科の略）の先生に現状のお話をしていただこう、というふうに、私たちのほうがかなり構えてしまったんです。

一週間後に、Nさんは当院緩和ケア病棟に転院になりました。

転院の翌日に、病棟主治医となる緩和医療医とナースと私が同席して、当院で最初にNさんを診察した泌尿器科の先生に、もう一度、現状を説明してもらいました。

その時に、Nさんからは「今はどこが痛いというわけじゃないけれど、なんとなく普通じゃない感覚が身体のあちこちにある。食べれないというわけじゃないけれど、食欲があるという感じではない」と。

ウロ科の先生からは、改めてもう一度、「左腎の腫瘍の疑いで、多発リンパ腫転移、多発骨転移で、このような状態では、手術や放射線治療は意味がない。積極的にするとすれば、緩和だ。緩和はがんを治す、もしくは改善する治療ではなく、さまざまなストレスによって体力が急速に低下してしまって、がんの進行が急速に進むのを防ぐ治療です。今後、状態も変化して、ご本人が求められるものも変わっていくでしょう。その時点、その時点で、本人、家族とよく話し合って、方向性も考えていきたい」ということを話していただきました。

改めてもう一度、病状説明。このような状態では、手術や放射線治療は意味がない。

「……今後、状態も変化して、ご本人が求められるものも変わっていくでしょう。……」

神田橋　「変わっていくでしょう」とそのウロ科の先生がおっしゃった？　非常に適切で、こちらも動きやすいようにしてくださった。ベテランなんですね。

心理療法全般に共通する問題が、こういう時にきれいに出てきている。

この人が今、闘って、克服して、努力してがんばりで乗り越えていこうということを言っていて、それは、この人の人生の延長上にあるから、これをサポートしなければいけないですよね。だけど、この姿勢は、笑いの治癒力とかああいうものから考えると、明らかに免疫系に負担をかけて低下させるようなもので……。

栗原　力が入り過ぎている……。

神田橋　どこかの新興宗教が、「頑固な人ががんになる」と言っているのは必ずしも間違いではないかも知れないですよ。そして、発見が遅れたことや、ひょっとして本人に責任があったかも知れないとかいろんなことを考えると、この人のガンバリズムというものは、生体にとって、無理があるわけだ。だけど、生きているこの人としては、これがこの人の生きている姿だから、大事にしてやりたいのよね。で、これが「変わってくる」とさっき担当の先生がうまく導入してくださった。変わってくる時の、受け皿をつくってやらんといかんよね。ここからが、心理療法だ。

受け皿というのは、どういうことかと言うと、本人のガンバリズムというものが、過去のある時点を克服する必要上、本人の中に培われてきたから、この方法によって克服してきたあるイベントが、過去のどこかにあるのではないか。それが、その前は、「がんばる」という決意で蹴飛ばして捨ててしまったせいで、本人の中の資質が、今は隠れていて見えない。それを探しておくと、それがもう少し意識に近いところにまで持ち上げられてきていると、今、その活動を、例えば、漫画を読むとか、歌をうたうとかなんでもいい、組み込まれてきていると、なんでもいいけれど、そういうものが組み込まれていると受け皿になる。それは、リソースの発掘だから、この考え方は広げて一般の心理療法の時に使える論理なんだな。

だから、ここで一段落して、一応、現状で最大のサポーティングな関係ができたら、次は、今は休眠状態にあるこの人の可能性というものを、過去の歴史の中に探すとい

変わってくる時の受け皿をつくる。

今は休眠状態にあるこの人の可能性というものを過去の歴史の中に探すという作業。

「自我に奉仕する退行」への準備。

すごく硬い表情で聴いて……質問も「ありません」。

う作業に移っていくわけだ。ここで余裕ができたから、次へ移っていくのが滑らかになる。それは、「自我に奉仕する退行」への準備なんです。

その時に役に立つのは、この人のお母さん。

栗原　そうですか。

神田橋　「小さい時に、この方はどんな方だったんですか」とか訊いて「そういう面があったんですか。今でもそういう面がどこかにあるかも知れませんね」とか言うことで、このお母さんは、治療に自分が寄与しているという充足感を得ることができる。そして、それを今度は、奥さんが一緒にいるところで、話題にして奥さんに振る。「私たちとあっている時ではなくて、お家に居る時は、お子さんと一緒にいらっしゃる時なんかにそういうところがありますか」とか言うと、そこで共通認識ができるわけですよ。そうすると、共通認識ができることによって嫁と姑の絆ができてくる。

今は急ぎの事態なものだから、普通の心理療法ではゆっくりやることをぱかぱかやるから、技術の修練にはいいよ。

栗原　その時は、緩和医療医からはとくに何も言わず、ご本人からも質問がなく、ただ、すごく硬い表情で聴いて「はい、わかりました」と最後に一言だけ言って、質問も「ありません」ということで終わったんです。その後で、看護師に対して「不快な転移ということは聴きたくない」と言っておられたようです。

ただ後で、最近（二カ月後）ですが、「あの時に話を聴いていたのは私だけだったんだよね」とNさんご自身が言っておられて。ご家族は、「誰一人としてまじめに聴いてなかった。耳をふさいでいた」というふうにおっしゃっていました。

神田橋　この人は長男ですか。

栗原　そうです。

神田橋　今の反応は長男に出てくる反応だね。私だけはしっかりしているというような言い方は、長男はなんかそういうふうに、宿命づけられている。どうしてもそう言いたくなる。

栗原　で、その二日後にうかがった時に、やや疲れた感じでベッドに横になっておられて、顔色は蒼白で視線は下向きで、ちょうど奥さんと息子さんたちが来ておられる時でした。で、「昨日一時半ごろ目が覚めて、なんかわけわからなくなっちゃった。変な感じがあったんだけど、薬をもらってすぐ眠れた。朝はすっきりしたかな。腰が痛くなって、今ストレッチしている」と。

その前の日に、結構、恰幅がいい壮年の男性が数人お見舞いに来られていて、その時にすごくいい顔で入り口までお見送りに出られていたので、「昨日は大切な人がこられたんですね」と言うと、「ホントに大切な人なんだ」、けれど、その人のことは語られなかった。今日、これから散歩に行こうと思って……。

神田橋　「大切な人が」って言葉はどこから出てきたの？　とてもすてきな言葉だからな。ちょっと、ボクは出てこないなと思って。

大切な人。

二日目までは、宿屋の人と
まったく同じことを言う。

栗原　なんか「大切」というオーラが出てたんです。

神田橋　ほう、いい言葉だなあ。皆さん、覚えておいて。滅多に使わないでしょう。「大切な人」というのは、ほんのありきたりな言葉だけど、いい言葉だねえ。

栗原　初日にガツンとかなり厳しい話がいったので、相当身構えておられるなと思ったので、視線も合わないし、言葉数も少ないし、話題も散歩に行ったとか、結構、安全なことだったので、そこはそれで……。

神田橋　二日目でしょ。これは、ボクがいつも言う、ここの宿の人なんかと同じですよ。「よくお休みになれましたか。お食事はどうですか。居心地はどうですか。何かご不自由なことはありませんか」とかね、二日目までは、宿屋の人とまったく同じことを言わないかん。「よく水が変わると、水が美味しくないと言われることがありますが、どうですか」とかね。

栗原　私はよく「枕が変わると眠れない人がいますが、どうでした？」と訊きます。

神田橋　入院した人に対して、一日目二日目に言うべき言葉は必ずそうです。宿屋と同じ。そこに来て飯を食って、寝ているわけですから、それが一番です。ヒア・アンド・ナウで病気のことどころじゃない。最初に、「で、具合は？」なんていうことは間違いなんだ。

栗原　それから二日ほど経ち、朝、うかがったんですけれど、表情はわりとやわらいでおられたので、ここ数日の様子を訊いてみようかなと思って、「どうですか、慣れまし

「……ちょっと押され気味だから、自動小銃を買ってきてダダダダダとやっつけないと……。」

たか」みたいなことをまた入り口で言って、その時に「温湿布《おんしっぷ》がすごくよかった。貼ってすぐ効いた。でも冷めてきたらダメだねえ」ということをNさんのほうからおっしゃって、「この辺……」って蝶骨のあたりを触って、「かちかちだからな。これは腎臓が治らなきゃ治らないんだよね」と。

今ここに居るということに対して、「N病院で寝ていた時に、ここのベッドで寝ている姿をイメージしていた。今、あの状態に近い。頭からの指令と言うか、ぴりぴりした感じは治まってきた。昨日あたりに気持ちを切り替えた。昨日までは、パンツいっちょの肉弾戦だったのだけど、ちょっと押され気味だから、自動小銃を買ってきてダダダダダとやっつけないと、今はちょっとマイナス気味だから」とおっしゃっています。

「もともと化学の教師だから、リンパ節に転移があると聞いて、切っちゃダメってわかった。奥さんも理工系だけど、工学系だから、昨日はじめて切っちゃいけないということがわかったみたいだ」とも。

神田橋　理工系？

栗原　理工系だけど、工学系だから「はじめてわかったみたい」というふうにおっしゃって、「とにかくがん細胞があまり暴れないように押さえ込む、遺伝子のＤＮＡを変えなきゃいけないのだから。それって脳の働きでしょう？」と投げかけてこられました。

神田橋　サイコオンコロジーだね。今もあんなイメージ療法やっているの？　がん細胞を食べるみたいな。

栗原　あのイメージ、「がん細胞を食べるパックマン」のイメージ療法は、やられている話は最近聴かないんですけど、リラクセーションの対象としてのイメージ療法は使われているようです。

神田橋　聖路加看護大学の副学長だった先生がやっておられた、あれはいいよねえ。がんだって私の身体の細胞から分かれてきたものだから、「仲良くしような」と言い聞かせて、もう十何年も検査もしない、治療もしないで。

栗原　私が死んだら、あなたも生きられないでしょうっていうところで。

神田橋　検査もしないで、検査なんかしたら、敵対関係だ。そんなメンタリティがよくないから、何をするかと言うと喀痰の中の出てきたやつだけ見て、「おう、おまえ出てきたか」とか言って暮らしているという本があったよ。もう亡くなられていると思うけどね。『肺がん三十年』。肺がんらしい。あのほうがいいよね。食べていくとかいうのは、どうも。

栗原　Nさんは、「自分としては、こうやって何かを身体に入れたり、言葉の力を信じたり、イメージだね。あとは負けない、負けない。子どものために絶対に死ねない。闘うよ」と。最後まで闘い抜くとおっしゃったんです。「闘いのグッズはいっぱいあるんだ。ここでは痛みを取ってもらって精神的なサポートをしてもらって、他にもいろいろあると思うんだけど、家族のケアかな」で、そして「自分はこれで闘う」というのを、そこ

『肺がん三十年　がんとの上手なつきあい方』山本俊一著　真菜書房（一九九五年）

「闘いのグッズはいっぱいあるんだ」

でどんと見せてくださったんです。買い物袋の中にサメ軟膏があり、サプリメントがありで。結構いっぱい。一〇粒、二〇粒、一〇粒で。

神田橋　あと何があるの？

栗原　プロポリスがあり……。

神田橋　プロポリスはいかんと思うな。

栗原　ただ、Nさんは一ミリのカプセルの中に入れて、それを一〇粒作って朝と晩に……。アルコールが入っているので吐き気が強くて……。

神田橋　Oリングテストしましょう。まず、Oリングテストのテキストを買ってきてさ、読まして。そして奥さんを助手にしてOリングするの。そうしたら奥さんも参加者でいいでしょう。

栗原　プロポリスにはすごくこだわっておられて、あと、キノコ系のミックスも。

神田橋　キノコ系はどうも、免疫力の在庫を使い果たすような気がする。ボクはなんかそういう気がするんだよね。だから、キノコ系が使えるのは、かなり初期の人や予防的に使うというようなことではいいけれど、もうこの段階では無理じゃないかな。と言うのはね、神戸の安《あん》先生のところに、お見舞いに偶然行ったんですよ。あの先生はファンが多かったから、抗がん物質がいっぱい来ているんですよ。どれを飲んで、どれを飲んだらいいかんかわからんとおっしゃっていた。で、ボクはOリングでみてあげたらね、全部合わなかった。合ったのは、朝鮮人参系の体力を少しでも上げるよう

Oリングテスト

安克昌。神戸市西市民病院精神科医長。阪神・淡路大震災直後、精神科救護所・避難所などでカウンセリング・診療活動を行う。二〇〇〇年、死去。『心の傷を癒すということ—神戸…三六五日』

なものだけだったですよ。あとのものは全部、ダメだった。ボクが訪問してから二週間後に亡くなった。

終末の事態になるとダメですよね、かえって悪い。でも、サメ軟膏はよさそうな気がするけど。

栗原　とにかく闘いのまっただ中で。あとは、「これ」といって、パジャマの胸ポケットに入れたお守りを見せてくれて、あと、首にペンダントをかけていて、お部屋のベッドの左側の棚にお札がかかっていて、お水とか石とか乗ってるんですけど。

神田橋　こっちの反対側におけないの？　お札。

栗原　その反対側は窓になってしまうんです。

神田橋　そのお札はこっち側のほうがいい。

栗原　ああ、そうですか。その人の右にあったほうがいい？

神田橋　うん、右にあったほうがいいね。ベッドはね。絶対南枕がいいよ。北枕がよくないね。Oリングでしてみたら。

栗原　で、お守りとかペンダントとかお札をくれた人は、がんというのは、人間、自然治癒力で治るもんだと言っておられて……。

神田橋　安保《あぼ》先生、新潟大学の教授でいっぱい本を書いておられる、免疫学の先生。あの先生はすごいな、がんは転移すれば治るって。転移したら治ったって、どういう考えかなあ。よくわからんのだけど。偉い先生みたいですね。免疫学では世界的な

安保徹：新潟大学医学部教授。著書、『未来免疫学』『絵でわかる免疫』『医療が病いをつくる』『免疫革命』『体温免疫力』『病気は自分で治す』他多数。

仕事をしておられるんだけど。安保先生の持論は、爪もみとか、あんなのでがんを治すとかね。面白いよ。「がんは必ず治る。すごく簡単に治る病気だ」と。新潟でファンもだいぶいて。

栗原　その人にも本当に信者がいるみたいで、「結構、治っちゃった人もいるらしいとかで、身代わりのお守りらしくて、前の病院で主治医のことをものすごく恨んでしまったから、そのエネルギーで身体が蝕まれてしまった」と。

神田橋　うん、それはわかる。

栗原　で、「今は後退しているから、感謝の気持ちが大事なんだ。それで、これに身代わりになってもらうんだ」とおっしゃって。そのペンダントとかいろいろくれた人が、二日前に来た恰幅のいい人たちだったそうです。「でも、その先生は、自分に対しては『絶対、治るから』とは言ってくれないんだよね、まだ」というふうにおっしゃっていました。

そのころのNさんの表情は、やっぱり硬いというふうにスタッフからは言われています。

同じ日に、ご両親と妹さんと奥様に対して、病状説明が緩和ケア病棟での主治医から入りました。その面談の後ナース同席で三人からお話をうかがったのですが、その時に奥様は、「自分はできることをやるだけ」と。「いろんな薬や治療法を探してくるのは（Nさんの）お父さんたちの仕事で、そっちのほうは任せている。私の役割は、洗濯をして、身のまわりの世話をして子どもの側にいること。泣いてどうなるものでもないから、泣くのは最後にしようと思っています。とにかく、今できることをやろうと思っています」と。

で、子どものことについて、「どういうふうに理解して、今、どういうふうな状況をわかっているんでしょうね」とお話しした時に、奥様は、「子どものことについては、今どうしたらいいか見当もつきません。今は『お父さんは死んじゃうんだよ』ということは話していません。本人が、がんばる、治ると言っているので、それをみんなでがんばって応援しているというのをつづけています。で、知らないままで最後までいっても、その時はショックを受けるでしょうけど、大丈夫なんじゃないかと思っています。話しても、それで何が変わるわけでもないでしょう？　家族で一人いないということに、結構、敏感に気づくと思うので、あんまり自分が離れているのはまずいと思う」というふうに表情硬くおっしゃっていました。

Ｎさんが、「その場その場で、戦略を立てることができるかも知れない」ということと、「ここに対する期待ということで、前におっしゃっていた痛みの緩和、精神的サポートに加えて、家族のケアということを言っておられたんですよ」ということをお伝えして……。

神田橋　ボクは、例えば、「今の時点での、奥さんのそういう考え方はとても理解できるし、それでいいだろうと思います」と言うんです。そうすると、奥さんには、「それでい

「今の時点での、奥さんのそういう考え方はとても理解できるし、それでいいだろうと思います」

人のコミュニケーションは複層的になっている。

いんです」ということしか入らないけれども、無意識は「今の時点での」という言葉を聴いているんです。そして、次に変わっていくことへの準備体勢が、守っていながらも変化していくスタンスが、どこかに植え込まれるの。

だから、人からこういうふうに言われたとかいって、「そんなことを言った覚えがない」とかなるけれども、それは、言葉の端っこが今、意識の中に出てきているの。「あの時に考えを変えなさいと言われた」と後になって言うけれど、こちらはそうじゃなくて、指示したんだけど、ということになったり、人のコミュニケーションは複層的になっている。それを、意図的に複層的コミュニケーションを使えば、ミルトン・エリクソンテクニックだよな。

一方は、無意識のほうにあって、もう一方は意識のほうにあって、それがこっちにひっくり返る。そして、ひっくり返った時に、奥さんの考えが変わる。変わると、前に「奥さんのその考えでいいのです」と言ったのが、またそれに乗っかってくれば、最高やな。人のこころの不思議に触れている楽しさと言うか。

栗原　なるほど……。Nさんが、奥さんのことも含めて家族のことを気にかけているというところは伝わったようで、その時に帰り際に、話しをして少し軽くなったような気がするというふうに言って戻られて。「とりあえず、Nさんとご家族、みんなが同じ方向を見ているということを共有していることが、今は大事なんだね」ということをスタッフと話しています。

マシンガンを購入されて、……朝、病院の庭で空撃ちをしていた。

リソースというものは、……自我が隙を見せたとたんに、パッともれて出てくるもの。

実際に、この時に、「肉弾戦じゃ押され気味だから自動小銃だ」と言っておられたのは、言葉のあやではなく、実際にそう思っておられたようで、モデルガンを、マシンガンを購入されてですね。それを朝、病院の庭、池があるんですけど、そこで空撃ちしていたというのが見つかって、それは中止ということになって、とりあえず銃を持っているのはいいけれど、病室の中にとどめてください、と釘を刺されて。マシンガンを買った時に迷彩服も、上から全部買ってですね……。

神田橋　これが、この人の幼い日の姿なんだ。プラモデルだ。

次は、プラモデルの世界を話題にして、プラモデルが導く父と子の世界に持っていくんだ。そうすると、プラモデルを愛している息子が、自分の遺伝子を受け継いでいるので、自分の命が不死の部分があるというイメージが生まれてくるんだよ。プラモデルと限らないけど。

栗原　うん、うん。

神田橋　リソースというものは、一つは、お母さんから歴史を聴くということがあるけど、もう一つはね、自我が隙を見せたとたんに、パッともれて出てくるもの。「あれっ、この人にそんな点があった？」とびっくりした時は、それが、隠れてたのが出てこようと、今までネグレクトされてきた資質が、これだ。それが子どもと結びついて、そして、遺伝子の中で自分が不死というイメージを作る。

それは、非常にトリッキーなことのように見えるけれど、ほとんどの男の人がする作業なの。というのは、男の人は自分で産めないんだから、そういうかたちで、子どもと連続しているというイメージを作っていく。赤毛だとか縮れ毛だとか、そんな証拠を見つけてつないでいく。

栗原　なるほどね、ちょっとうれしいです。でも、身体の調子のほうはあまりよくなくって、ナイキサンからモルヒネとボルタレンに変わってきます。

神田橋　飯が食えなくなるよね、ボルタレンは。それが可哀相だな。

栗原　はい、ただまた、変わってきます。あと、眠れないのでちょっと長めのマイスリー、もし途中で起きたらデパスという組み合わせにしました。で、四回目（の面談）なんですが……。

神田橋　ちょっと休憩しましょう。

栗原　終わらない感じ。

神田橋　終わらないですよ。この人は短い時間しかない人だから、長くかかる。濃密なんだ。

栗原　そうなんですよ。これから結構動きがあるので……。

＊　＊

会場　すごいなあ、ギアチェンジの難しさに出会うでしょう？

栗原　そう、そうなんです。はい、出会います。この方のマシンガンとか、今までにない手だったので、「どういう意味があるんだろうね」とスタッフと言っていたんです。

会場　迷彩服買ったっていうのが、なんで買ったんですかねえ。

栗原　お友だち経由、近所のローカルネットワークがあってですね、知っているお店にあるかどうかを訊いたら、その関連の人が、「僕、迷彩服を売っているところ知ってる」と言って。

会場　だから、その人、時々出しているんですよね。そういう趣味を、ぽつぽつと。

栗原　そうなんですよ。「それかー」ってすごいうれしいです。

会場　それは栗原さんが、たまたまベッドサイドで聞いたこと？　それともいろんなところで……。

栗原　これは全部ベッドサイドです。

会場　だいたい一時間とか、そういうふうにやる。

栗原　まちまち。今は朝に行くのがいいなって。朝ご飯を食べて、サプリメントを飲むちょっと前に、朝ご飯が収まる時間というのがあるんです。そこの時間に行くとちょうど二十分くらいしたあとで奥様がみえるんです。そうすると、奥様の前で二人で話しているのを奥様が聴く。で、たまに奥様がちょっと言葉を挟んで三人での会話になる。そうすると、飲む時間になるので、それで私は出て行く、というふうにしているんですよ。だいたいそのパターンです。

ただ、ちょっと気になったことがあると夕方にも行く。夕方はわりと一人で過ごされていることが多いので。

会場　全然違うでしょう。朝のみんな居る時と夕方と全然違うでしょ。私もそうなんですけど、どの時間帯で一日何回くらい行くといいのかなって。

栗原　負担なく、でも、「また来てね」って思ってもらえるくらいの間隔というんですかね、一応その間で、ちょっといろいろ考えて。

会場　毎日行っているんですか。

栗原　毎日行っていないです。人によりけりですけど、この方のところには行ってないです。でも、行ったほうがいいのかなって思う時もあるんですが。

会場　思う時には行ってます？

栗原　思う時には行っています。だけど、行けない時もあります。結局、遅くなっちゃったから、ああ、もう遅すぎるなと思って行かれない時はあります。そういう意味で、すごく枠のないやり方をしています。

会場　病院全体にはあるんだけど、心理の枠の持ち方っていうのか……。

栗原　すごい困ります。

神田橋　簡単だよ。当の患者さんにそのことを告白するの。

「困っているんですよね。来ようと思っていても来れない時もあって、申し訳ないなあと思ってても、時間になって帰っちゃったりすることもあるんですよ」ってね。告白する。告白技法とはそういうこと。「告白技法」というのは、別の名前で言うと、「情報開示」。

栗原　セルフディスクロージャー（自己開示）。

神田橋　「セルフディスクロージャー」と言うと、自分の皮膚の内側がディスクローズされるという感じでしょ、そうでなくて、自分をとりまく状況を向こうに伝えていく。セルフディスクロージャーと言うほどの深刻さはないのね。治療者、セラピストと患者がいて、患者を取り巻く状況があって、その状況の中の一員であるところの治療者を取り巻く状況を教えることによって、二人を取り囲んでいる状況というものが、患者の知的な視野の中に全部入るじゃない。

ボクはよく、「孫悟空だったら髪の毛をとって、ふっとして三人くらいに分かれたりしたらいいんですが」って悪のりしてそんな話しをする。

栗原　そうか。

会場　気になっているけれど行けないという時は、そういうことを早めに患者さんに……。

神田橋　言えばいい。そのテーマを最も共有する権利がある人というのは、患者さんだよ。スタッフにも共有してさ、「世の中はままならんですね」とか言う。

世の中という大きな流れの制約の中で、二人は会っているというようなことを、できることならば、本人がどこかで関係づけるように言えばね、「私もおふくろと妻の間で板挟みで」とかいうような話しが出てきたりして、いいのよ。

会場　なるほど。

神田橋　むしろボクはこんなふうに考えるようになってね。

もともとは、全部なんでもあけすけに話していたんだと思うの、昔々はね。シャーマンドクターは、部落に住んでいたわけだから。ほとんどはオープンだったはずですよね。シャーマンドクターの生まれからなんから、部落の人は全部わかっていたわけでしょ。

それではまずい場合があるので、少し部落の外側に住んだりするようになったということで、情報をいくらか見せないようにするということは、一つのテクニックだったと思うけど、それが習慣化しちゃってダメになったんだよ。もう一度、元に戻るといい。そして、ここでは隠しておいたほうがいいということだけを隠しておく。

歴史の原点に、絶えず復帰してまたやり直しという精神を持っておくと、マンネらんのよね、感性がいつも生きているから。そういう意味で、ボクは歴史というものをいつも考えるんだ。

シャーマンドクターというのは、ふだんは一緒に暮らしていて、だけど何かことがある時は衣裳を着替えたりして変身する。そのシャーマンとしての威力を増すためには、別のところに住んで、あまり部落の人と交流したりしないほうが、威力が増えるということでやるようになって、しかし、威力が増えることによって失われたものも何かあるはず。そういう連想から、もう一度、もともと同じ地域社会の住民という立場に戻ってみたら、失われたものが復活してきたり、楽しいよ。

制度の奴隷、制度に縛られているのではなくて、制度を作ったり壊したり、改変したりする立場になることになるから。「守秘義務がありますから」なんて言ったら、それは奴隷だよ。

＊＊

栗原　これは、四回目に行った時のことですが、「モルヒネに変えて痛みがなくなったから、筋トレしようかなと思っている。ちょっとここがかちんかちんになっているからほぐさなきゃね。ちょっと痛みを残しておかなきゃ、戦闘意欲がなくなっちゃうからね」。で、このあたりから「治るかなあ、ねえ」と投げかけるようになっています。その時に、投げかけられると、「うーーん、どうしようかな」と思って、そのまま「ふーーん、そうねえ」って言う時もあるし、「どういうふうに思っている？」と言う時もあるし、「〇〇先生には訊いてみた？」と言ったりするんですが、あんまりそこは、この人は自分に言い聞かせているんだなと思ったりするので、わりと放っておいています。訊いてきているな、と思う時もあるんですが、でも、わりと「そうねぇ」と放っておいています。

神田橋　こういう時に一番使いやすいのは、昔、高橋敬三が使っていた受けのふりね、高橋敬三は、「なるほど」「なるほどねえ」って。街頭インタビューで相手が何か言ってくる。「ああ、なるほどねえ」と受けて、そして、相手の反応をみて次の台詞《せりふ》を考える。この場合にも使えると思います。街頭ラジオインタビューのプロが考えた一つのテク

「治るかなぁ、ねえ」

受けのふり、「なるほど」「なるほどねえ」

高橋敬三：(1918-2002) NHKラジオ、テレビのアナウンサー。

ニックなんです。

栗原　この時には、Nさんは、「昨日は同僚とけんかしている夢をみたんだよ。俺の机のレイアウトのことでやりあっているところで、今、そいつはバレー部の副部長で俺より年上なんだよ。一応〝上を仕切っているのは俺なんだぜ〟とわからせようと思って、やりあった。その前に授業にいくところだった」というような夢を見ておられます。で、外出して、モデルガンを買ってきたというのを見せてくださって、迷彩服一式も含めて、「このお店にひょっとしたらあるんじゃないかと思って雑誌を見て連絡をしたら『ある』と言われた。ついでに『これも欲しいんだけど』と言ったら、『まかしとき』と言われて、ぱぱぱぱといろんなものが揃った」という、彼のもっているネットワークのことを振り返りました。そんな感じで終わりました。

その時には、こちんこちんになっているというところを、ちょっとマッサージをしながら話しをしていました。

神田橋　マッサージを、ちょっとボクにしてみてくれる？

栗原　同じような感じで？

神田橋　ふんふん。この場合のマッサージは、指先が浮いていたほうがいいと思うんだ。指先はどうしても、侵入的、戦闘的、指摘的、局所的になるから。掌《てのひら》だけでのマッサージは受容的、全体的、コミュニケーション的、融和的ですね。どんなにしてしたかなと思って。部分の中に全体があるフラクタルの構造。どの瞬間にも、全体へのメッセージが込められているの。

栗原　で、この日、お父様とばったり病室の外でお会いしたので、どうしておられるかなと思って、訊いてみたら、お父様ご自身のことではなく、息子さん（Nさん）のことを、「調子が悪いみたい、昨日はよかったんだけど、でもがんばってご飯を食べているみたいですよ、あっちのほうの薬もがんばって飲んでいるしね。でも、こうやって段々と下向きになっていくんでしょうねえ。まあ、そんなことは本人の前では言えないですけどね。ただまた、そういう気持ちというのは伝わるみたいですね」とお父さんがおっしゃられて、ああ、「前向きに」とかそういうことをご本人の前では言われるけれど、思っていたよりも、もうちょっと現実的に受け取られているのかな、と。

神田橋　ミニホスピスとか、在宅ホスピスとかいうのをはじめた先駆者の鈴木壮一さんかね、開業医の方がおられます、有名な方ですよ。まだ存命ですけどね、二十数年前から往診による在宅ホスピスを提唱してやっておられる方。あの先生の本を好きで読んだことがあって、その中で覚えているのはね、「がんの告知を言葉でするようではダメだ」と言っておられる。

今の、お父さんが段々とそういうものが、なんとなく本人に伝わっていくんでしょうね、とそういうかたちで、がんの告知というのはするのでなければダメだ、と。それはね、言葉でする「がんの告知」というのは、こちらの責任感、重さを減らすために行われている。ああやって地道にやっておられる方は、言葉に重みがあるな。ああ、

鈴木壮一：鈴木内科医院（東京都大田区）院長。著書『死を抱きしめる　ミニ・ホスピス八年の歩み』人間と歴史社（一九八五年）

「がんの告知を言葉でするようではダメだ」

そうだと思った。

栗原　このころ、Ｎさんとの話し合いで、モルヒネの持続点滴でやっていくことにして、そのちょっと前から点滴を始めていたんですが、それを翌日に経口に変えました。それは、外泊を視野に入れてという主治医の考えだったと思います。で、ひとまず、外出をされて、おもちゃ屋さんに子どもと一緒に行ってきた。

「今日は○○に行ったんだけど大変だった、痛くなって。レスキューを三回くらい飲んでやっと追いついた。こんなに動いたらいけないんだなとわかった。明日の外泊も痛くなったらどうしようと思って心配。まあ、つらくなったらすぐ戻ってくればいいけどね」

その時には、奥様と長男次男さんがいたので、子ども達が買ってもらったものを、それぞれ見せてくれたので、それを一緒に見て、奥様と三人で子ども一人一人の性格を、長男はお父さん似でしっかり者で、次男はどっちにも似てないね、すごい自己主張しているね、というような話をしました。Ｎさんは、「外泊で家に帰ったらモデルガンを撃つこととマトリックスのＤＶＤを観る」、病棟ラウンジに五〇インチのテレビがあるんですけど、「そこ（ラウンジのテレビ）でもいいけれど、そんなに家族で占拠したらまずいでしょ。ちょっと戦闘意欲をもちあげてくる」と言って外泊されました。

相当疲れて帰ってこられて、二泊三日の外泊から帰った次の日にお目にかかった時

「……バーチャルリアリティーのゲームがあるから、それをステップにしようかな」

貧血の進行。輸血の適応はない……。

には、「もうちょっと体力つけないとねー」と。結局、映画は途中まで見て、モデルガンは外に出て撃つのではなく、部屋の中で段ボールにおふとんをかけて撃ってきたというような話をされて、「戦闘意欲がちょっと下がった。今度はバーチャルリアリティのゲームがあるから、それをステップにしようかな」

うつぶせになって、奥様にホットパックをしてもらって、表情は穏やかなんだけど、相当疲労感があり、身体がつらそうな感じ。今、身体が下降線を辿っているというのは、一時的なことと考えておられるようなんだけれども、でもその中で、「全体の流れはわかっているんだけど、闘う気持ちは負けないようにと思っている」ということをおっしゃっておられます。Nさんの中では、全体の流れはわかっておられるのかなあ。だけど、闘いをするのが目的になっておられるのかな、というふうに思いました。

Nさんの「治るかなあ?」という投げかけはナースにもあって、どういうふうに対応したらいいのかということをカンファで話し合ったのと、骨メタ(転移)のために貧血が進んでいて、Hb(ヘモグロビン)が四月五日の時点では七・二だったのが、十三日には五・三になっているので、輸血をしたところで余後にそんなに変わりないということを考えると、輸血の適応はないということと……。

神田橋　「加味帰脾湯《かみきひとう》」というのは、漢方では、一応、骨髄への刺激の作用があると称して、紫斑病とか、再生不良性貧血に対して一応、漢方の先生は使うんですよ。ま、参考に。

栗原　外泊中に、ほんのりだったんですが、血痰が出たりしたことをNさんが心配してお

倦怠感の緩和でできることがあるんじゃないか……。

られました。あと、疲労感、倦怠感がかなり著明であること。表情が冴えないこと。一応、Nさんとご家族には、「これは、病気の進行による貧血だから、輸血はあまり積極的に考えていない」という説明は、主治医からされています。

ただ、倦怠感の緩和でできることがあるんじゃないかとか、家族としてもできるだけのことはしてあげたいんじゃないかとか、もちろんそれは、何度もできるものではないという説明をした上で、本人としてはどうしたいかと訊いたほうがいいんじゃないかということをカンファで話し合いました。

その日、うかがった時には、「疲れたー、だるいねえ。寝るにも寝れないし、腰は痛いし。貧血に効く薬ってあるの?」と。で、答えを待たずに「って言っても、どうせ貧血って言われるんだろうなあ」というようなことをおっしゃっていました。

バーチャルリアリティのゲームも買っておられ、ベッドの目の前の壁にかけて、何か釣りのフライングフィッシングのゲームをやっておられて、一日の時間が流れるというのと、天気も変わるというのと、景色が変わるという中でフライングフィッシングをやるというようなゲームを選ばれて、それが病室にあります。それを子ども達がやっていて、その声を奥様がたしなめて……と。そういう声をバックに横になって、目をつむったり時々ゲームを観たりという感じで、倦怠感がずっと全面に出ておられました。

そのころ、ご家族が風邪で、消化器症状がいろいろ出てきてばたばたと休まれて、

Nさんも相当吐き気が強かったり、腰痛とか下痢とかがひどくて結構へろへろで、Nさんの希望を受けて、「輸血をしましょう」ということになり、十六、十七日と輸血をされました。ボルタレンからロキソニンに変えて、「消化器症状をもうちょっと楽にしましょう」ということで、ドグマチールをはじめました。Nさんも「輸血が終わった後はすっきりしたけど、一日経ったら変わらないな、でも、身体は楽になったかなあ」とおっしゃられて、あと痛みは、モルヒネのドリップが二五ミリ／一日というのが始まりました。

Nさんは「レバーやプルーンを食べても追いつかないんだねえ。まあ、少し休めば戦闘モードに戻れそう」というようなことを、少し楽になった時点でおっしゃっています。ただ、それから二日後にうかがった時は、「輸血をした時は頭がぱーっとすっきりしたんだけど、何かよくわからなくなってきた。その効果があまり実感できなくなってきた。何か別の武器がほしいんで、今度はこれを買おうと思っているんだ」とモデルガンの雑誌を見ながら言っておられました。「食事は仕事と思っているから、味は二の次で、食事の後二時間かけてこれを飲んで」ということをおっしゃっておられました。

ちょうどこの面談の時には、奥様と次男さんが来ておられて、三歳のその次男さんが、「お父さんはこんなふうに上手に薬をつめてね、これを買ってくれてね」と自慢するのをNさんがニコニコして聴いておられて、息子さんの性格について奥様と少し

短期目標がなくなっちゃった。
……中期目標はハワイに行くこと。長期目標というのは治って退院すること。

話しをして。その時には、次男さんから「これ一緒にやろう」とか「パズルしよう」とかせがまれて、一緒に遊ぶことになりました。奥様も「ああ、つかまっちゃったねえ」とニコニコ。Nさんは、闘ってはいるけど、今いち、効果が実感できていないというような様子でした。

その三日後ぐらいから、朝ご飯がちょうど終わってサプリメントを飲むまでの間に、あんまり急ぎすぎると吐き気で折角飲んだお薬を吐いてしまうということで、少しゆっくり余裕を持つという時間にうかがって、二十分くらい話しをしていると奥様が次男さんを連れてみえて、奥様を交えて三人でちょっと話しをするというようなパターンになってきました。

「新しい武器、ハンドガンが増えた。これを買うのが目標だったから、また、短期目標がなくなっちゃった」とおっしゃいました。「遠足みたいなもので、一週間に一回は欲しいんだ。一応、中期目標はハワイに行くこと。長期目標というのは治って退院すること」とおっしゃっていました。

また、「輸血するまでは、気持ちがかなり落ちていってなかなか切り替わらなかったんだけど、今はまあまあかなあ」ともおっしゃっています。そういう時に「何がきっかけで」とか言えばよかったのかなと思うんですけど、Nさんに関しては、私のほうが突っ込んで探索をすることをすごい躊躇しちゃっているんです。

神田橋　躊躇するのが正しいと思う。本人がまとめ、まとめ、整合性、整合性というふうに動くでしょう。こっちが突っ込むことによってその整合性を崩す、邪魔する。本人がこっちにのけておいたものを入れることで、また整え方に苦労することになりそうだから、これは「ああ、なるほどねえ」とか「ああ、そういう考え、そうかそうか、そうだよなあ」というような感じのほうがいいと思うな。ここで突っ込まない、何もしないというのがいいと思う。

いい喩えを昔聞いたことがある。正常分娩に立ち会っている新米の産科医が、自分は給料をもらっているのに何も仕事をしていないと思って何か手を出すと、お産がかえって悪くなる。赤ん坊は自動的に回転して出てくるわけで、こっちは見ているだけでしょう。なんかせないかんと思って手を出すと、ろくでもないことになってしまうから、何もせんで見守っているのが大事というような状態だよね。正常にこの人の自分の現状受容の、納得して受容するという活動が動きよる。変なちょっかいを出さない。そこがあなたのベテランの腕だ。大したもんだ。

栗原　この時には、「奥さんが電話口で泣くんだ」という話をされるので、「これまでは子どものことで、役割分担をしていたのが、彼女一人になっちゃったから、彼女は怒ると叱るというのがどうもうまくできなくて、〝怒る〟んじゃなくて〝叱る〟んだとよく言うんだけど、わかる？」と。「〝叱る〟っていうのは、自分の感情のままにならないということですよね」と返すと、Nさんは、「自分はふだんは何も言わないけれど、ここぞという時にはちゃんと叱るんだよ」とおっしゃっています。

この時に、「自分の生徒なんかもやっぱり遊びたいから嘘をつくよねえ。それをわかって騙されてやるんだ。でも、ちゃんとこっちは知っているんだぞということを時々気づかせてやる。生徒っていうのは、『母親がちょっと』とか言うんだけど、そういうのはだいたい突っ込むとバレバレで、『本当は知っているんだよ、へへ』というところで、先生の格みたいなものがあるんだよね」というようなことをおっしゃっていました。

で、元々Nさんが教師になった経緯みたいなことをこの時話して、「裏口入学みたいな感じでねえ、もともとは塾の講師をやっていて、そこで勉強ソフトの開発みたいなことをしていたんだけど、あんまりそんなフラフラやくざみたいな仕事をしていちゃいけないというふうに、親戚のおじちゃんに呼ばれて、そこに座れみたいに説教されて、同じくらいの時期に大学の恩師にも心配されて、まずは資格を取れ、と言われて教師の資格を取るんで勉強した」というような話。バレーボールをずっとやってこられて、「バレーボールをずっとやるには高校の教師かな、というのもあって、ただ最初から意識して教師を目指したわけではなくて、気がついたらやりたいことをやるような流れになっているんだなあ」というような話をしていました。

「裏口から入ったけれど、生徒にしてみればどこから入ろうと関係ないから、教師は教師だから」というようなことを、ずっといい表情で話しをされました。

痛みはずっとつらくて、その三日後にはまた薬を変えて、レスキューの効果も今ひ

痛みはずっとつらくて、その三日後にはまた薬を変えて、レスキューの効果も今ひとつで、倦怠感が強くて、病勢がはっきりしない。

「…… 時々悪魔のささやきがあるんだよね。『治らないんじゃないの』という声がするんだよね ……」。

とつで、倦怠感が強くて、病勢がはっきりしない。ただ、ここの緩和の初診の外来にみえた時の段階で、早ければ二週間だろう、もって一カ月という予後予測で入ってこられたので、「予想以上にがんばって一カ月もったねえ」というような話しをスタッフの間ではしていました。そのころ、ご家族にはDNR (do not resuscitate＝蘇生拒否)の確認は取っていました。

その四日後、面談十回目なんですが、朝、例によってうかがうと、だらーっと横になって歯磨きをしているんだけど、入っていくと、「ああ、どうも」とその辺を片付けてベッド上にとりあえず座るという感じで、「今眠い、じっとしているとつい眠ってしまう。治る、治る、治んなきゃと信じようとしているんだけど、時々悪魔のささやきがあるんだよね。『治らないんじゃないの』という声がするんだよね。あと一カ月でと思っているんだけど、そんなに劇的に治るということはないんですかねえ。いつ闘うのか、どうやって闘うのか。何と闘うのか、というのがはっきりしなくなっちゃうんだよ。例えば、尿が濁っていると、ああ、悪いのが尿と一緒に出て行っているのかなと思って、いいぞと思うんだけど、それが、そのまま自然に治るということはないのかなあ」

「背中の腫瘍の腫れがひいたような感じがする。家族も、背中の形が変わったと言っている。痛みとの闘いは、結構うまくいっているかも知れない」と。「痛みが落ち着いているから身体に無理な力が入っていない」というところは、同調しました。

その中で、「今でも自分の中で中期目標は変わっていなくて、ハワイに行くこと。短期目標は、とりあえず今度のゴールデンウィークがあるので、タイヤを買いに行くんだ。短期目標が終わっちゃうと次の目標が見つからなくて、落ち込んじゃうなあ」というような話をされました。

ゴールデンウィークの間は、痛みがひどくなってしまって、深呼吸したくなる感じというのが出てきて、オキシコンチンが四〇ミリだったのが六〇ミリになり、それが八〇ミリになり一〇〇ミリになりというのが、ここ三、四日につづいています。オキシコンチンが六〇ミリの時に、ドクターは痛み止めの増量を勧めるんですが、様子をみたいということで、六日に八〇ミリに変えるんですが、「飲めないときには、ドリップに戻しましょう」と。でも、ご本人は「ドリップは嫌だ、もうちょっと自分でがんばりたいからもう一回チャンスをください」というようなことをおっしゃっています。

「なんで薬を増やしたのに痛いんだろう、治るかなあ」ということを看護師に投げかけています。そのほか、低周波をやったり、温めたり、マッサージをしたりということもやっています。

ただ、「展望風呂に行った時、痛くなかった。痛み止めが効いているのかなあ」という時もあれば、夕方、「プロポリスのカプセルを飲んでがーっと吐いて、急ぎ過ぎちゃったのかなあ」ということも。看護師に対しても、「今、どうやって起き上がっ

「……ここ一週間くらいなんとなく中心点で安定しているなあという感じはある」。

ていた？　痛い時はじいさんみたいな起き上がりになるから、今、あまり痛くないんだと思うよ。これ飲んで明日は元気になるな、信じないとねえ……、病気だからねえ、仕方がないねえ」というような少し投げやりな言い方をしているのが、六日から七日にかけてだったんですが、七日にいつも通りに朝、うかがった時に、痛み止めを増やすことに対して、「前はいろいろ理由を考えて、でもねーって思っていたんだけど、それがいいかもねと思えるようになった」。ただ、そういって増やしたら、「昨日、わーっと吐いちゃったんだけど、下手な鉄砲数撃ちゃ当たるっていうけどさあ、これだけいろいろ撃ってんだから」とわりと簡単におっしゃって、「本とかにでっかい字で〝治った〟とか書いてあるんだけど、〝ホントかよー〟って思う」というようなことをおっしゃっていました。

「全体的なバランスはどんなもんでしょうねえ？」とうかがった時に、「よくわからないんだけど、まあ、ここ一週間くらいなんとなく中心点で安定しているなあという感じはある」とおっしゃっています。

「ブルーになる回数は減った。で、ブルーになった時に、そんなブルーになったってさ、と冷静に見ている自分がいる」ということをおっしゃっています。「今は、これで闘うんだ」と言って、ＥＭＳというお水があって、一本五〇〇ミリのペットボトルが五千円くらいするやつで、奥様のお父様が製紙工場で使っていて、分解する酵素、それが、がんも分解するということで、使っています。

神田橋　なんか堆肥をつくるときに使ったりするみたい。

栗原　お父さんの製紙工場でＥＭＳをトイレットペーパーに混ぜていて、そうすると水に流すだけで分解する、地球にやさしいトイレットペーパーを作っている。

神田橋　ＥＭＳっていうのは、万能薬みたいなもの。なんでも分解するもので、がんも分解するの？　少なくとも、ひどい副作用はない。これならいい。プロポリスはやめたほうがいい。

栗原　まだ、こだわりがあって飲んでおられます。

神田橋　プロポリスは値段も高い。

栗原　ＥＭＳに関する本もあって、前に教えてくださった時もそれに付いてくる本みたいなのがあって、それと同じようにいっぱいあちこちに線を引いた本を見せてくださって、こういうものをしているんだ、という話しをしているうちに、ちょうど奥様が下のお子さんを連れていらっしゃるので、奥様が側にいるところで、Ｎさんの全体的なバランスの話とか、ブルーになる話とか、ＥＭＳの話とかしながら、奥様にも「最近、ご主人はどう見えますか」とか投げかけて……、奥様はそこで涙を流されたりしてということがあります。

奥様が「薬のせいか寝ている時間も多くなって、時々、この人何を考えているのかなと思う時もある」とおっしゃるのを、Ｎさんに投げかけてみても、「うーーん。そうかもね」と、そこから話がどこに流れるわけでもないんですが、彼が、おもむろにサプリメントに手を出すのがサインで、「それじゃ、また来ます」と言って腰を上げ、出る時に、奥様から「また、お願いします」と言われて出てきます。
九日くらいから、プロポリスで吐くというのが定着しはじめてしまったので、吐き気対策に寝る前にプリンペランを飲むことにしました。九日の明け方に、結構、激痛がきて「痛い、畜生、どうしたらいいんだ。レスキュー回数増やすしかないの?」と投げかけて、看護師さんにも「職場復帰できるのかなあ。できるよね。そうだよ、そのためにどうしたらいいのかなあ」と自分で言い聞かせて、その晩にオキシコンチンを増量して一〇〇ミリにしたんですけど、「痛くない、成功したということなんだよね」と。それで、増やす方向でいくということをおっしゃっています。
で、目指す、痛み止めも増やしているけど、自分としては、なんとか治す方向に……。

「職場復帰できるのかなあ。できるよね。そうだよ、そのためにどうしたらいいのかなあ」

神田橋　この人、だいぶ体力が落ちちゃってるからね、こんなふうに衰弱した人は、代償作用として感覚がシャープになっていてね、こうしてじーっと見てね、これは私の身体に入るとか、これは入れたくないとかわかるようになる人がいるんです。
病気の人というのは、かなり感覚がシャープになって、じーっと見てね、このくらいの数がいいとかわかるようになる人がいるんだけど、自分で今飲んでいるサプリメントについてね。

こんなふうに衰弱した人は、代償作用として感覚がシャープになる。

栗原　プロポリスはよくないと思うんですけどね、身体がもう拒否している。

神田橋　それは、自分で薬がわかるようになるという生体の知恵が発揮されているんだ。まあ、「遊び半分で試してみたら」と。こうして見るだけ。どれが合うかなあと並べて。

栗原　それをちゃんと聞けるだけ、落ち着いた気持でおられますかね？

神田橋　うん、なんかしたいんだから。打つ手がないっていう感じだから。「これは、今の自分にはよくないとかわかる人がいますよ」と。「ちょっと試してみて、これは嫌だと思うのがあれば、のけてみたらどうですか」とか。「いろんなものに副作用もありますから、ちょっとやってみられたら」。

精神科に来る人の中で、五十人に一人くらい薬がわかる人がいるよ。練習せんでも、「これはダメ。嫌」とか。この間来ていた人は、ボクが薬を出して手のひらに載せると、「わ、痛い、痛い、それダメ」とか言って「のけてくれ」と言う人もいますよ。それをのけると調子いい。そういう人もいるし、見ただけでわかる人もいる。それから不思議なのは、病棟に入院している人で、五種類くらい薬を飲んでいる、一回に。なのに、「この薬は身体に悪いからのけてくれ」って言う人いますよ。どうしてわかるんだろうね。のけるとたいていいいよ。

この人はわかると思う。細やかだもの。何故、「細やかだ」と言うかというと、一番中心のところに、何か落ち着いた感じがあると言っていたでしょう。これは、魂が落ち着いてきとるのだと思う。つまり死の受容に向かって。なんか、諦観のようなものが一番中心に芽生えつつあるんだと思う。死が近づくことを、これだけ感じ取って

魂が落ち着いてきとるのだと思う。つまり死の受容に向かって。

しゃべることができるのは、どこか感覚がクリアになってきているところがあると思うから、それを使えばできると思うよ。練習すれば誰でもできるようになるんだから。それと、体調が悪くなった人はわかるようになる。感覚のほうが代償的に活性化するから。

栗原　はい。次の回の面談が、ちょっと二回に分かれるんですけど、まず、朝うかがって。その前の日に二回目の輸血をされて、でもその効果は今ひとつなくて、ちょっとすっきりしたような、すっきりしないような感じ。でも、「今日は、また（輸血を）やるから、主治医に『今度は未知の世界に行くから期待して。前回は、Hb四・七の時にしたけれど、今回は六でするから、入院する前のレベルに戻るからというところで、ちょっと未知の世界なんだ』というようなことを言われて、期待しているんだ」と。

その時に、自分の身体のことはすっと一旦そこで終わって、娘さんの話に急になって、「○○がね、どうもいじめられっ子みたいなんだよ。リレーのメンバーに入れてもらえなくって。でも彼女は、それを自分で納得いかないといって、交渉して、早い順に選ばないといと言って選ばれたんだよ。

このあいだマスクメロンをかっぱらってきたんだよ、あれで」と促されて、テレビの下のところを見ると、どこかお店の俳句大会で娘さんが店長賞をとった川柳が貼ってあって、『だいじょうぶパパなら絶対治せるよ』と。「ああ、そうか。本当に子どもも、今、みんなで闘うというところにいるんだな」と思って。私たちの迷いとしては、

娘の話。

「だいじょうぶパパなら絶対治せるよ」

限られた時間の中で、「この状況を子どもにちゃんと伝えられているの？　伝えなくていいの？」というのがずっと引っかかっていて、どこで切り替えて、どこで入ろうというのを、まだそのタイミングをつかめずにいるんです。

また、その川柳を見て、「ああ、そうか」と思って、「どうしようかな」と思ったんです。で、その時にまた、ファイティングスピリットの話題が出てきて、Nさんは「いつ出せばいいのかなあ、ずっと出していていいのかな」と。「一番最近、そのファイティングスピリットというのを出したのはいつ？」と訊いた時に、「水戸黄門を観ていた時、台詞の中で『俺は絶対死ねない』という台詞を聴いた時に、『そうだ、そうだ』と思った時に、引き出された」というふうに言っておられて、「自分から意識して思ったのはいつ？」と訊いたら、「ずーっと前だね……、ここのところはない」。「外来の時とかは？」と訊いてみたら、「あの時は身体がしんどかったから、気持ちも張りつめていた。本当に治るのかなあ」と言ってすぐ、間髪を入れずに「治すぞ、てめえ！……やっぱり他力本願じゃダメなんだよなあ……。自分で治さなきゃダメなんだよなあ……」とおっしゃっておられて、「お題目を唱えればいいというのだったらいくらでも唱えるよ」と。落ち着いたと思ったら、またすぐ……戻ってみたいな感じ。

神田橋　「だいじょうぶパパならきっと治せるよ」と言った時に、本人の手を、イメージだよ、イメージで手をにぎって、短冊にちょっと触れさせるイメージを思い描く。それがしっくりいくようだと、「娘さんが面会に来た時に、同志として、『さようなら』

両方が知識を共有することによって連帯が増えるという道筋が一つある。

すべての治療の原則は、なんとかこっちの仕事量を減らすこと。……治療のコツ。

と言う時に握手くらいしたほうがいいかも知れませんね。娘さんとあなたは同じ方向を見ているんだから、仲間として握手なんかするのはどうでしょうね、今ひょっと思ったんだけれど」と言う。

それが、今、あなたが迷っている導入の、もっとも滑らかな入り口になる。握手すると、必ず娘さんが「お父さん、がんばってね」と言う。「どんなふうに娘さんはお父さんの病気のことを思っているんでしょうね」と。「『がんばってね』と言う時、どの程度の知識をもって言っておられるんでしょうねえ」と思ってみる。

両方が知識を共有することによって連帯が増えるという道筋が一つあるんですよ。我々がボランティア活動なんかする時は、もともと関係のない者が知識を共有し、認識を共有することによって、絆ができてくる。我々と患者さんの場合はそうだけど、親子の場合は、もともと絆があるんだから、その絆を深くすることによって、さらに情報を共有される場をこしらえるというもう一つの道がある。

栗原　あ、そういう働きかけ方ができますね。ああ、なるほど。

神田橋　すべての治療の原則は、なんとかこっちの仕事量を減らすこと。こちらの仕事量を減らすための工夫という仕事を一所懸命する。それが、治療のコツだ。

栗原　その夕方に、未知の世界に行くっておっしゃっていた日の夕方に、ナースの報告だと、あんまり変わってないみたい。どうなのかなあと思って、ちょっと気になったので、あまり一日に何回も行くことはしないのですが、その日は夕方に行ってみたんです。

そうしたらベッドの上に正座して、窓側を向いて、ちょっとうつむいておられて、入っていったら、「ああ、ちょっとナーバスになっている」というふうにおっしゃって、「今日、輸血したんだけど、実際、血液の値がどう変化するのかみましょうね、と言われた……、未知の世界も今いちすっきりしないし、これで、もし値が低かったりしたら、なんか別の理由があるということで、そしたらどうしようかなあ。嫌だなあ……。今、自分の病状がどうなってるのか、段々落ちていってまた、輸血とかで上がって、また、ゆっくり落ちていって。そうするとまた、なんで落ちているのか調べましょうかって言われてさあ、治るのかなあ。本当に治るのかなあ……。でも、これを奥さんに言うと『治るかなあじゃないでしょう。絶対、治ると信じなきゃ。あんたはスーパーマンなんだから。自分の身体の中に治る力があるんだから、疑っちゃダメだよ』と言うんだよね。そうかって……」。「奥さんは応援団長だから、それは前のNさんの闘いっぷりを受け取ってる、そのものだね」というようなことを返すと、「私のほうが逆に信じきれてないのかも知れないなあ」とNさん。

で、「中期目標はハワイなんだけど、行けると思う?」と訊かれて、またなんでハワイなのかなあと思って訊いてみたら、「両親が地域の仕事に関わっていて、全然休みが取れなかったんで、ようやく今年解放されたから、家族みんなでどこかに行こうかという話になって、主に母親が縁の下の力持ちでやっていたので、誰も飛行機で旅行したことがなかったので、じゃあ、ハワイにしようということになって、本当は三月に行く予定だったのだけど、こんな病気になっちゃったので」と。「ああ、そうか、お母さんの笑顔をハワイの日射しの中で見るというのが目標か。でも、飛行機の八時間の旅はちょっとしんどいかも知れないね」という話しをして。

で、「短期目標はどうする」と言うと、「決まっていない。マシンガンを撃ちに行くことが決まっていてあとは決まっていない。いつ闘っていいのか、どうやって闘っていいのか、最初はマシンガンとかすぐに身につけていたけど、今はこの辺に置いてある。今は、ハンドガンを撃ったりするんだけど、こうやって銃を分解すると戻せなくなっちゃうんだよね」って、組み立て直そうということを何度かトライして、「何度もやっているんだけど、思い出せないんだよなあ」。だんだん、考える力、覚える力が落ちてきた。ということを感じている。

神田橋　考える力、覚える力が落ちてきたから、ますます感覚がシャープになる、さまざまなサプリメントや治療薬によって、かえって、例えば、痛み止めは痛いからしょうがない、それも副作用があるけどしょうがない。サプリメントも副作用があるやつは、のけてみればそれだけ身体のほうが楽になるんだという仮説を提示して、試してみたらどうかな。

さっきのにらんでみて感じるものがあったら、少なくとも身体が嫌がってるぞというものがあったら、それを除くことを試してみたら？　除いてよかったかどうかは、すぐにわかるんだ。ああいうサプリメントの効果は長い目でみないと出ないけれど、副作用は三日で出るから、すぐわかる。「どれが合うかではなくて、どれが合わないかは止めてみればすぐわかるから、そうやって整理していくといい思うけれど、どうでしょうねえ」と。

うまくいくと思いますよ。目の前に一つ一つ並べていくよりね、すべてを並べて「どれが悪いか、どれが悪いか」ってやるとわかると思います。必ずいいものもあるはずだから、その隣に悪いものがあれば、その差は顕著に感覚的に違う。一つずつやるとわからないけど。

栗原　最初の予後予測をしばらく超えていて、周りとしては不思議な病勢のペースダウンなんです。ただ、その中で家族にどういうレガシーを残したいか、残す時間というのがどのくらいの時にできるのかというのが、一番メインですけど、前の方でアイデアをいただいたのですごくよかったです。

神田橋　ちょうど時間通りだ。あなたはすごいものだ。レポートが上手だ。レポートが上手って言われたって仕方がないけど。ほら、ぴしゃっと終わった。

栗原　ありがとうございました。

付記　本事例の公表を快諾してくださったNさんのご家族に、心より感謝申し上げます。

（栗原幸江）

〈事例をめぐる問いかけ〉

告知について

世話人　二ノ坂　保喜

二ノ坂　この事例を読みながら、当然ですが「家」はホーム、そして、病棟は「アウェイ」なのだと思いました。Nさんの構え方が、それを物語っているように思います。「家」では、別の表情があるのではないでしょうか。

Nさんは、緩和ケア病棟を選択して入院してきています。その前提として「告知」がなされています。にもかかわらず、「闘う」姿勢を維持しつづけています。可視的、具体的に、マシンガンや戦闘服を購入し、それを他者にも見せています。

Nさんの気持ちは、本当のところは、どうだったのだろうと疑問に思います。自分の病状は、わかっている。患者は「わかっている」。「残された時間がなくて、なすべきことがあることはわかっているはず」……私はそう思いますし、それが、医師としての患者に対する信頼だと考えています。

心理職にある栗原先生は、それがわかっておられ、ふと漏らす「治るかなあ、ねえ」というその揺らぎに、「ふーーん、そうねえ」、「どういうふうに思っている?」と返して寄り添っておられます。相手の揺らぎのままに、最期まで寄り添っていく姿勢でしょう。

在宅の場合、「告知」は前提にありません。その人のスタンスがどうであろうと、現状認識が間違っていても、そのまま最後まで付き合います。

ただ、告知について、神田橋先生が鈴木壮一医師の「がんの告知を言葉でするようじゃダメだ」という言葉を引用され、「(告知が)こちら(医療者側)の責任感、重さを減らすために行われている」とつづけておられることに、少しの違和感を覚えました。

私自身、「告知」がされていても、そうでなくても、医師としてすることに変わりないと考えています。実際にそう対応しています。

では、「告知」は必要ないかと言われれば、それは違います。「告知」とは、「今から厳しい闘いになるかも知れませんが、一緒に歩いていきますよ」という出発点の言葉です。「ともに歩む」という医師の姿勢は、患者に対する信頼であり、平等な関係性を築くことの出発点であり、やはり「言葉」なのだと思います。

告知をするべきか否か、という問題の立て方ではなく、それよりも、告知のタイミングや、誰がどういうふうに、どういう手順で告知するのかということが問題だと考えています。(実際には、病院側が「告知」をしたと言っても、本人・家族には認識がないことがしばしばあります。)その意味では、言葉でする告知には確かに限界があると思います。そして、告知は、やはり原則的に医師が行うべき役割だと考えます。

また、医師として、告知をした結果、その人が受け止めることができなくて、落ち込んでも、最期まで立ち直ることができなくても、支えつづける覚悟が必要なのだと思います。医師と心理職の立ち位置の違いが、そこにあるように思います。

神田橋先生は、Nさんが時を経るにしたがい、芯の部分で感覚がシャープになり、「死の受容」=諦観が芽生えつつあると指摘されています。それは、私が「患者はわかっている」という信頼を裏付けるものでもあるのでしょうか。

もう一度、「告知」について、「死の受容」について、お考えを聞かせていただきたいと思いました。

神田橋　ヒトは、動物の部分と精神の部分にやや割れている生き方になっています。と言っても、完全に二分ではありません。動物の部分のいのちには、最後まで「死の受容」などありません。最後まで、生きることを追求するだけです。

「死」という概念すら、ヒトの精神が創作したものです。『ともにあるⅡ』のあとがきに、そのことを書きました。

「告知」も「死の受容」も精神の部分に関わることであり、個体差があります。ケースバイケースです。語る側も受ける側も、個性的に機能します。

多くの精神は、ついに弱ってゆくいのちを認めて、死の受容としますが、永遠の生命のイメージを保ちつづける精神もあります。それらの個性に合わせて、振る舞いたいです。

23.Feb.2013

葛藤から納得まで

発表者＝伊藤　恵子

女性。医療従事者

五年前に、胆管がんという診断、手術。二年後に全身の骨転移を発見。

伊藤　私は総合病院や大学病院などで、医師として緩和ケアに関わってきました。

今日ご紹介する事例は、ご自身が医療従事者である、女性患者さんのお話です。緩和ケア病棟に入院を希望され、外来で最初の出会いがありました。

緩和ケアに従事する側の立場では、最終的には穏やかに見送ることができたのではないかと感じられるケースですけど、スタートの時点では、医師としてはハラハラした部分もありました。そういったことを、緩和ケア病棟に勤めている医師が、心情も含めてお話しする機会は意外に少ないので、皆さんと一緒にシェアすることができたらいいなと思い、今回手を挙げました。

私が初診でお会いした五年ほど前に、胆管がんという診断を受け、がんの専門病院で診察を受けて、すぐに手術を受けたという経過です。その二年後に全身の骨に転移が見つかり、放射線をあてたり、骨折しているところに整形外科的に、髄内釘《ずいないてい》といって釘のようなものを差して固定するという、そういう処置を受けていらっしゃいました。

神田橋　胆管がんは、転移の率が高いんですか。そうでもない？

伊藤　早期に見つかるということが難しく、見つかった時はいろいろ広がっているということが多い印象です。最近になって、化学療法を一応やってみましょうというようなことがありますが、経過は決していいわけではない。

神田橋　医療従事者だからある程度、そういうような情報は仕入れておられる？

伊藤　そうですね。早めにやれることは全てやるというタイプの方でした。転移が見つかった四カ月後には、抗がん剤を、その当時は絶対それがいいというものではなかったけれど、ちょっとでも可能性があるものであればということで、抗がん剤治療を五コース受けて終了されていました。

抗がん剤治療五コース終了。

さらに別の病院にも行かれ、いろいろな治療を受けていらっしゃった。その領域では国内では最先端の治療とかですね。複数の医療機関にかかっていらっしゃったようです。

がんの専門病院ではこれ以上のことはできないという段階になり、さまざまな治療を受けている時に知り合った先生のお一人が独立されることになり、開業されると同時にそのクリニックに移られたという経緯でした。

がん専門病院で治療ができなくなり、クリニックに移る。

そして、痛みがだんだん強くなってこられた。そのクリニックでも、痛み止めの薬とかいろんなお薬を処方されていらっしゃったんですが、「緩和ケア病棟のアメニテ

「緩和ケア病棟のアメニティを求めて」という紹介状。

紹介状の記載と、患者の状況、予後予測についてのギャップ。

ィを求めて」という目的で、つまり「快適な環境がこの患者さんのためにいいだろう」ということ、さらに「将来のことを一応考えて紹介をします」という内容が書かれた紹介状を持って、外来に来られました。

紹介状に添えられていたいろんな情報も印象的でしたが、実際にかなり痛みを訴えられていたにもかかわらず、そのような状況と今後の予測について大きなギャップがあるのが記憶に残りました。医療職なのに何故だろうと違和感がありました。「症状コントロールがうまくいっていないようだから、症状緩和のための入院もできるので是非登録して、早めに対応できる手はずを整えましょう」と言って外来を終えました。

紹介状の中で印象的だったのは、この方は抗がん剤をやった時に腎臓の機能が一時的にかなり悪くなったので、「鎮痛解熱剤（頭痛などに使う一般的な薬）、それは使わないようにしています」とクリニックの先生はそう記載されていました。貼付剤といって、貼り薬の医療用麻薬を入れて、あとは痛み止めとして、通常は神経を障害した時に使うような抗痙攣薬の一種ですけど、それを痛み止めとしてスタートから入れていらっしゃるという組み合わせでした。

スピリチュアルペインについての記載も印象に残りました。クリニックの先生は「外来でスピリチュアルコーピングをやっていて、今は問題ないです」ということを、詳細な記録とともに送ってくださいました。その記録なんですが、よく読むと同じフレーズがいっぱいちりばめられていて、この医師はいったいどういう人なんだろう、その医師を信頼して通っていらっしゃるこの患者さんはどういう方なんだろうということを感じました。

神田橋　同じフレーズが、繰り返し使われている時に、ボクがすぐに思うのは、電子カルテになって、短縮入力で、フレーズをね。とんとんとやると、出るようにすることができるんですよね。

電子カルテで作られた紹介状。

伊藤　はい。

神田橋　そうすると、短縮入力によって、文章が速やかに作れるようになることが、作り手側のメンタリティに及ぼしてくる影響を思うの。省エネとか簡便法とかで、言葉の細かなニュアンスはどうでもよくて、「予後については中等度の……にあると思います」とかいうのを短縮入力に入れておけば、「予中」とか入れておけば、ぱっと出るようにして。そうすると、工場のコスト削減のためのプロセスの簡便化と共通のメンタリティが、書き手側におこってくるの。道具が、道具使用者のこころを支配していく。変えていく。電子カルテで作られた紹介状を見てね、あなたは背後を察することをされたのかも知れない。

工場のコスト削減のためのプロセスの簡便化と共通のメンタリティが、書き手側におこってくる。

伊藤　そうですね。「時間存在」、「関係存在」、「自立存在」という言葉のカテゴリーが表になっていて、電話の会話の内容とか、診察場面の会話の内容から、たぶん元の原稿ができているんだと思うんですが、適当に言葉が抽出され、判断内容がリストになって四ページくらいにわたって記載されていました。最終的に「今、社会的、宗教的問題は全くない」という判断になっていました。

神田橋　診断プロセスの規格化は、ほぼ完成しましたんで、次はサービス、働きかけ、操作、治療の規格化が急速に進んできますと、人手がいらなくて、産業ロボットが活動している工場のような医療が行われて、流れが、クリニカルパスが導入されましたね。

クリニカルパスというのは、工場の流れ作業のプロセスと同じものが導入されて、ずーっとものが流れていって、流通センターでコンピューターで分類して流れていくような医療になってくるんです。それが、だいたい医療の最終的な崩壊に近づきつつある。

患者さんには悪いけど、これから十年が楽しいよ。地獄だよ。効率化したものは硬化し、硬化したものは崩れる。もう崩れる日が近いから、再び、命が息吹く日がくるかも知れない。それまで生きていたいと思うけど。

伊藤　外来でお会いするというのは、緩和ケア病棟に入院するための相談外来を兼ねているんですけど、こちらとしては症状緩和を早めにして、できるだけ在宅生活を送れたほうがいいんじゃないか、早めに入院のエントリーができるよう手続きを進めていきましょうと私はお話ししました。その時は、ご了解をいただいて……。

神田橋　「こちらが出来る出来ないはあるけれども、要望だけは、ちゃんと自分で書き出してでもなんでもいいから言ってくださいね」と。その「あなたの要望が我々のプランづくりの基礎データになるわけだから、要望があれば、出来ないことは出来ないと

双方向性の構造にするということは、対話のしやすい雰囲気の場ができる。

と言いますから、出来ないかも知れないから言わんどく、というふうにしないでください。それが、協力なんですから」というような趣旨のことを絶えず投げかけていく。それが流れ作業の持つ一方向性とは違う双方向性、そういう双方向性の構造にするということは、対話のしやすい雰囲気の場ができる。対話というのは双方向性のものだから。行ったり来たりするわけだから。

今や、情報が一方から流れていたテレビがもう衰退になって、なんとか双方向性にもっていこうと緑のボタンを押してくださいとか、赤いボタンを押してくださいとか入れたりしているけれど、あれはもう末期症状だね。もうどうしようもないね。情報一方向垂れ流しの時代が終焉の時を迎えようとしている。

伊藤　通常の流れでは、診察が終わったあとは、クリニックの先生に「早めに症状緩和のための入院ができる手はずを、ご本人の了解のもとに始めたいと思います。つきましては、その間はよろしくお願いします」という内容のお手紙を書くんです。今回は迷ったりしたんですけど、「もし可能であれば、鎮痛剤はこれを使えばご本人にとっては楽かも知れません」ということを一応書き添えたんですね。

ほどなくお返事が返ってきて、「エントリーを了解していただいてありがとうございます」と。薬の変更に関しては、「勝手にやらないでください。当クリニックとつねに連絡を取りながら、決めていく関係を保ちたいと思います」と明言されたお返事をいただいて、そういうことを書く方は非常に珍しいので印象に残りました。

依頼を受けたわりには、私たちができることは、もともと最初からスリットのように決められている事例でしたので、いったいどうなるのかなと一抹の不安をかかえながら登録待機となりました。

ただ、痛みはだんだん強くなってこられていたということで、最初にお会いしたちょうど一カ月後くらいに、症状緩和のための第一回目の入院をセッティングすることになりました。

痛みが強くなって、第一回目の入院。

「薬剤調整をやってはいけませんよ」という制限付きだったので、最終的には、一週間の入院だったのですが、身体のいろんな調整をして……。

「薬剤調整をしないように」と向こうの指示で来ているということを、患者に伝えることは、重要なインフォーム。

神田橋　「薬剤調整をしないように」と向こうの指示で来ているということを、患者に伝えることは、重要なインフォームですよね。で、こちらが、「それで手足を縛られたような感じがするんです」と。「そのことをお伝えしておきます」と言っておくと、可能性がいくらか、どこかに未だ来らざる未来が、ベターな未来が閉ざされているという構図を、当事者にインフォームしておけば、この人は自分で判断して、静かに自分の意思を通すことができる人のような気がするんだ。

この人の人生は、二十一歳の時と四十七歳の時に転機があって、そこを乗り越えてこられて、その傷は残っているんだけど、それはそれとして生きてこれているという感じの人だと思うので、自分で決断しなければならない焦点が提示されれば、自分で判断して動かれると思いますね。

愚痴を聞いてもらう技法というのを導入することによって、理想的な対等関係のほうに近づける。

伊藤　まさにそうだと思います。縛られた状態とは、さすがにご本人の前では言わなかったんですが……。

神田橋　ボクの技法、患者さんに愚痴を聞いてもらう。技法。愚痴を聞いてもらう技法というのを導入することによって、理想的な対等関係のほうに少しばかり近づけるためのテクニックだ。だから、現状を打開するための一つのテクニックなのです。これをみんな覚えておいてください。

だって、こっちは一所懸命やっているんだから、患者もそれを助ける義務がある。二人でやっているんだから。

伊藤　本当におっしゃる通りなんですが、私としては、スタート時としては、クリニックの先生と一緒に協力しながら、話し合いながらというかたちで、今後、お家に帰られた時のことも考えなきゃいけない。「一緒に相談しながらいきましょう」ということをお話しさせていただいて。それは緩和ケア病棟のスタッフと共有しながら、「通常のやり方ではないということ」を理解してもらうかたちを取りました。できるのにふだんと違うアプローチでやっているので、スタッフ側もストレスを感じてしまうといけないと思って。

神田橋　それはもう、お宅のチームはしっかりしているわけだから、共有しておけば、あなたが言いたいことを、こそっと看護師さんが患者に言ったりして、必ずどこかでき、しみが修整されるような動きが出てくるんだ。

チームがまとまっているとは、有機体としてまとまっているということだからね。必ず、どこかで誰かが役割を遂行するんだよ。そうなればサッカーのチームと同じ。こちらが遅れたら、それを察して必ずウィングが走るとか。そういうチームができるのには時間がかかるよなあ。

伊藤　最後の希望は「この方は看護師だ」と。私は、たぶんどこかで必ずいい時期が来ると。何かご本人がわかってくれるところがあるんじゃないかと思っていたんで、私のせっかちな性格からするとさっさと変えたいんだけど、なんとか踏みとどまらないと患者さんが立ち往生してしまうと感じて何もしなかったんです。

神田橋　簡単だよ。「あなたは、今までがんが発見されてから、ご自分の看護師としてのキャリア、経験、知識をいくらかでも活かしてくるように、療養の中でなさっていますか。折角、身につけておられる技術を、あなたが活かしておられるか。活かすとは、症状の提示の仕方、治療法についての相談の中で活かしてくださいね」と言う。

末端のところでどうしようかと思うから悩むんで、根本のところで言えば、総論だから、総論のところで基本的な大事なことを言えば、それはじわじわ効いてくるの。末端のところは、こうするか、こうせんかで、薬を変えようか、どうするかだから、どうしようかなってなるけれど、基本のところを言っておけば、じわーっと事態は動いてくるんだ。

哲学とか、宗教なんかもそういう効果があるよね。宗教なんか、そんなに役に立た

総論のところで、基本的な大事なことを言えば、それはじわじわ効いてくる。

んようにあるけれど、根本のところが動いていけば、じわじわじわじわ、時とともにものが動いていく。

伊藤　はい。

いろいろ考えて、鎮痛剤の調整はしてほしくないというクリニックの先生の表現だったので、じゃあ、下剤はいいかな、と（笑）。お通じのことがひっかかったので、じゃあ、これくらいは入れてもいいかなと、電話で相談した上でちょっとだけ変更させていただきました。

神田橋　ボクは腹立つと意地悪くなるので、「睡眠薬を三ミリ増やしたいんだけど、どうでしょうかね」とかしょっちゅう電話するのよ。（会場笑）

「下痢をしましたから、下剤を減らしたいんですが、どうでしょうかね」とか、しょっちゅう電話して、いじめるのよ。だってさ、向こうが、自分が言ったことでいじめられているんだから、「それいけ」ってやってたんだけどね。それをやっているころは、昔は楽しかったけどね、近ごろはあんまりしない。近ごろはあんまり腹が立たないから。

ひいきしてひき倒す方法、技法としてね。相手を尊重しまくってひき倒すとかね。ああいうことを考えていたころは楽しかったな、三十年くらい前だけどね。懐かしい。

伊藤　もう一つ、痙攣止めの薬がかなりの眠気の原因になっているようでしたので、服薬のパターンを変える。中味は、総量は変えずに、やり方を変えるということは許して

「クリニックの先生に悪いので、そちらは通います」

いただいたので変えたんです。そうしたら、たった一週間だったんですけど、ご本人の自覚症状は軽くなられたんです。で、「元気になった」とおっしゃるので、できるだけ早く退院しましょうということになりました。

通常は、前の先生からこちらの病棟に移る時は、全面的にこちらで引き受けますよというかたちになります。ところが、今度の場合は、またクリニックの先生に完璧に戻すということになるので「私たちはどうしましょうか」と、疑問をご本人に伝えたんです。

「今までお世話になった流れもある」、数年通っていらっしゃって、「クリニックの先生に悪いので、そちらは通います」とはっきりとおっしゃいました。「もし不安になれば、こちらにも通える。ちょうどクリニックとも比較的近いので、電話していただければセッティングしますので、通っていただいてもかまいません」という緩やかな約束にして、そのままお帰りになりました。外来日を決め、さらに、「何かあればすぐお電話ください」と明確な外来フォローというかたちを取らなかったという珍しいパターンでした。とりあえず一回目の入院は終わりました。

私としては、すごくもどかしい思いでした。どう考えても、時間は限られてきている。ご本人は、比較的元気で、まだ歩いたりされてはいるんだけど、急速に変化しやすいということが予測されたので、私としては非常に不安だった。

緩和ケア病棟では、ご家族とも頻繁に接点を持ちます。通常は入院の機会をとらえてですね。お子さん方は、比較的病院に近い町にお住まいだったんですけど、お忙しいということで一度もお会いできませんでした。ご主人も遠方のため容易には来れないということでした。今回は、全然ご家族とお話しすることができなかった。これも珍しいパターンでした。すべてが不全なまま、フォローも十分にできない条件で終わったので、とても心配だったというのが正直な感想です。

悶々とした気持ちが残りました。ぐっとこらえて、ここで何か摩擦が表に出ると、先方の医師がもっと意固地になると心配したので、ご本人の気持ちとして「これじゃもう耐えられない」というところになるまで、申し訳ないけどこちらが我慢する。踏ん張るしかない、こちらも覚悟を決めて電話を待つという方針に、自分で自分を納得させる……。

神田橋　定期的に電話をかければ、あなたの悶々は減るかなあ？　いかがですかとか。

伊藤　そうですね。ちょっと躊躇してしまいました、今回は。そのクリニックの先生への信頼感がつづいているように見えたので、間に入ることでご本人が困られるかなあって。

看護師という仕事柄かと思いますが、医師に対する配慮というのは独特なのではと感じます。ちゃんと礼を尽くさないといけない、というふうに対応されるのではないかと思います。今回、私がやりとりをしたら、かえって困られることもあるかなあと、電話は私からはしづらかった。

言葉の端っこのところに重要な情報がある。

神田橋　そうだろうね、その人だったら。「なまじかけるな仇情け」ということになるのかね。

伊藤　退院されて一カ月経ち、かなりむくみが強くなってきたと電話がかかってきました。ご本人は「まずクリニックに行きます」とおっしゃったので……。

神田橋　「まず」と言いましたか。「まず」という時は、次にこっちに来るという意味だから。控えめな人はそう言うもんね。

伊藤　そうですねえ。

神田橋　言葉の端っこのところに重要な情報があるのよ。

伊藤　クリニックのほうに「まず行く」という表現で、こちらにすぐ来るとはおっしゃらなかった。「そうですね、クリニックの先生にご相談くださいね。何かあったら、先生からでもいいですよ、とそういうふうにお伝えください」というようなやり取りで終わりました。

さらにひと月後、今度はもっと状態が悪くなって、もう歩けなくなったと。その方は「看護学生に講義をしているのでそれだけはなんとか。この一カ月で終わる、一つの終結をみるのでそれだけは行きたいんです。なんとかそれまでは、元気でいたいんです」ということをおっしゃっていて、たぶん、それに懸けていらっしゃったと思うんですね。

歩くこともままならないという状況で、ご本人も非常に困っていらっしゃったんだ

> 下半身に重篤さが集中しているような浮腫には、真武湯が効くんだよね。

と思います。クリニックの先生にお願いして、利尿薬の注射剤があるんですけど、それを一日何アンプルも入れてもらっているというお話でした。

神田橋　ああ、そうか。腎機能が下がっているから。

伊藤　最初、耳を疑うようなお話でした。それを毎日のように通われて、しかもちょっと遠方に住んでおられるのです。連日注射をして、一気に利尿がついて、ちょっと落ち着いてまた……とそれを繰り返されていたんですね。話をうかがった時には、こちらのほうが卒倒するような感じでした。

神田橋　がんに限らず、下半身に重篤さが集中しているような浮腫には、真武湯《しんぶとう》が効くんだよね。この人、真武湯が効くと思うんだ。ふつうは漢方は、五苓散《これいさん》を使うんだけど、この人、五苓散は効かないんだ。真武湯なんだ。

　真武湯が効くというのは、水分の、身体全体の中でアンバランスが起こっているんだよね。下だけ、下半身の。下半身の浮腫が取れるほどに、ラシックスを使うと、確かに浮腫は軽減するけど、全体のバランスからすると、脱水になるんだよね。真武湯はそうはならない。真武湯はね、全体の、血管やリンパ管の収縮力を回復させて、下にある水を全身にめぐらせるだけみたいなんだ。そうすると、利尿もいくらかつくけれど、ついた利尿以上に浮腫が軽減するんだよね。よそのほうに配分するからね。この人は、真武湯だと思うけどね。もう附子《ぶし》が入ってくる段階だからね。末期でね。すると、ボクだと、人参養栄湯に真武湯を加味したようないろんな処方に変えていくと思うんだ。

伊藤　そうですね。まさに、脱水を起こしていらっしゃったんですけど。

神田橋　脱水を起こすと、脳梗塞が出るもんね。

伊藤　利尿剤の話以外に、さらに痛みが強くなっていて、クリニックの先生から、抗痙攣薬を頓服で飲んでいいと指示を受けているという話も出ました。医療用麻薬は腎臓を悪くするから、それを飲まないようにと。

神田橋　この人の骨髄は、テグレトールによって抑制されるもんね。テグレトールを出したの？

伊藤　えーっと、リリカが出ていました。

神田橋　ああ、リリカ。リリカは悪くないけどね。

伊藤　でも、頓服で飲むようなタイプの薬ではないので、ふらふらになってしまわれて、さらに、おそらく脱水が重なってしまって、歩けなくなってしまった。それで、ついに「お願いします。先生のところでなんとかしてください。もうこれでは動けません。歩けません」という電話が入り、「じゃあ、すぐに来てください」と。で、二回目の入院となりました。

神田橋　ここで「すぐ」って言うのが効くんだよね。「すぐ」というのは、本人は「なんとかしてください」でしょ。で、「なんとかしてください」と言うのに、「すぐ」と言うのは、「こちらは、緊急事態というふうに認識したんですよ」っていうことだよね。

「じゃあ、すぐに来てください」

ボクは技法として話すけど、本当は自然な気持ちの状態でおれば、自然にそういう言葉が出るわけなんだ。……技法ってのは、すべて必要悪だから。

二回目の入院。

本人はそうじゃなくて、まだ、緊急事態じゃなくて、困り果ててこれをどうにか、というような感じを、それを「緊急事態」と言わずに、「すぐ」って言うのがいいのよね。日本語の使い方としてはね。こちらが「少し慌てていますよ」っていうようなことを、「すぐ来てください」って表しているの。

　これは、ボクは技法として話すけど、本当は自然な気持ちの状態でおれば、自然にそういう言葉が出るわけなんだよね。だけど、みんなが不自然になっているから、技法でその不自然を壊すために使っているので。技法ってのは、すべて必要悪だからね。

伊藤　こちらもある意味、喜びながら（笑）。つまり、やっと……。

神田橋　安心だな。ここで「喜んで」と言うと功名心があるでしょ（笑）。「ほっとして」とかね。「ほっとして」と言うのは、やっとこちらに水が流れてきた感じだから、「ほっとして」というのは、こちらが救われた感じだから、功名心がないのよね。「それみたことか」とかね（笑）。そんな功名心はあなた、ないと思うから。

伊藤　息子さんとご主人のお姉さんという方に連れられて、自分の足で歩いてこられたんですね。覚悟して来られたんでしょうけど、ちゃんとしていなければ、ということをすごく大事にされる方だったんだと思います。

神田橋　礼儀作法だね。

伊藤　そうですね。「力が入らない」と言いながら、なんとか病室に自分で歩いて入っていかれて。これは看護記録ですけど、「よろしくお願いします。落ち着いたらすぐ帰

「よくならないなんて言わないでください。元気にならないといけないんです。……」

りたいので、よろしくお願いします」ということを、最初にご挨拶されたと書いてありました。

在宅に戻りたいという意思がはっきりしているので、その日のうちに介護保険のことについて看護師から提案したそうです。すると、「よくならないなんて言わないでください。元気にならないといけないんです。介護保険なんて、まだ先の話かと思っていました」とおっしゃったので、「ああ、そういう気概の方なんだな」と改めて思いました。

私たちから見れば、どう考えても厳しい状況の始まりなのに、〝医療者なんだけど、そういうふうには思っていらっしゃらないんだな〟という思いが重なった。片方で〝やはりそういうものだろうな。そういうことをおっしゃったんだな〟と、改めて印象深く感じました。

薬剤の調整もこちらのやり方でやりました。カリウムがものすごく下がっていた。利尿剤が相当効いていたんだと思います。もう、ふらふらになっていらしたから……。

神田橋　心臓が心配になるよな。カリウムが下がってたら。

伊藤　ものすごい状況だったので、脱力もおきて……。それはこういう理由ですよと説明して……。

神田橋　カリウムが下がっていったら、マラソンでふらふらになっている人と同じだ。

伊藤　四肢麻痺みたいになっていらした。「利尿剤はこんなに使わなくてもできると思うので、お任せください」と説明したら、ちょっと心配されたんですね。「今までこれで、大量にやって、やっとむくみが取れていたので、それを減らすというのはいかがなものか」というような表現で言われたんですけど、「非常につらくて苦しいので、お願いします」と最後に言われたので、「決して無理なことにはならないようにしますから」と言って、少しずつ薬剤調整を始めさせていただきました。ほんとに二日、三日で全然状態が変わってしまわれて。いいほうに変わられたんです。

薬は、三日止めるとがらっと変わる。

神田橋　薬というのは、三日止《や》めるとがらっと変わるからね。ああ、やっぱり薬っていうのは、悪いほうには絶対に効いていると思って（笑）。いいほうには効かないけれど、悪いほうにはよく効くよ。だから、ボクは患者さんに、三日止めれば、これを止めたほうがいいかどうかわかるから、しかも、三日くらい止めた場合は、副作用は消えるけど、効果は残っているから。だから、ずっとそのまま止めてしまうと、かえって効果も消えて悪くなることもあるけれど、ともかく副作用が出ているかどうかは、三日止めてみるとわかる。「効果は、ちっとは残っているから大丈夫だ」とか言って。

だいたい二日止めると、わっとよくなるね。人間の自然治癒力を薬が障害する力がよう効いているんだと思って、すごいなと思うな。試してみたらいいですよ。

「効果は、一週間以上持続するから大丈夫だから」って言うの。これも覚えてください。

伊藤　ふらつきはその日のうちに改善したとおっしゃったので、翌日には外出されて、三日目にはちょっと遠くまで、この方は何かマッサージを整体師さんから受けているということで、そのために行きますといって、ニコニコして出かけて帰ってこられた。

そういうことがあって、ご本人は絶望的な状況かもと覚悟していたんだけど、「これだけ戻ったんだから、またもっとやりたい」とおっしゃって、私たちに見せられる表情は、「いい感じ」というと表現が甘いですけど、よかったなという感じで。

神田橋　この人は介護保険を断ってよかったと思ってるかもな。やっぱり、ほら、思った通りだと。私はまだ介護保険のいる状態じゃなかったんだと思って、自信をつけたかもな。

伊藤　そうですね。

息子からの電話、面接。

四日目くらいの時に、息子さんからお電話をいただいて、ちょっとご相談したいことがあると。私たちから見ると、穏やかによいほうに行っているなと思っていたんですが、入院の翌々日くらいに、ご本人が息子さんにお電話をされたそうです。

小学生のお孫さんがいて、ちょうど東日本大震災があった年で、ご家族が放射能の影響を心配して遠方の実家に奥様と一緒に帰省されていた。だいぶ落ち着いてきたので、また自宅に戻るということを考えている、と。その話をしたら、突然、患者さん、つまりお母さんが怒り出して、「私よりも孫の世話のほうが大事なのか。孫が帰ってきたら、私の世話は誰がするの」というふうにおっしゃった、と。日ごろの患者さんの発言からすると、想像もつかない言葉だったので非常にびっくりした。それで、今の病状について確認をしたいと言って来られました。

私がまだ話をしないうちに、息子さんから「友人の家族が末期がんで、最期のときに譫妄が起きた。母の症状は、その譫妄なんじゃないか。だから、母の時期がそれなりに悪いんだと覚悟してきたんです」とおっしゃって。

「今はそこまでの譫妄には見えないけど、そういう末期の状態で混乱するということはあるかも知れません。もしかしたら、ちょっとした兆しがあったのかも知れない、私たちには見えないけれど。そういうことがあったということは、こころに留めておきます」と言って話を終えたんです。「もし、譫妄が起きた時は何かお薬を使うかも知れないけれど」と言い添えて一応終えました。

覚悟しているということを息子さんから聞いたのも初めてだったし、お話をゆっくり聞いたのも初めてだったので、逆にいろんなことをよく知っていらっしゃるご家族なんだということも確認できて、私としてはちょっとほっとしました。

神田橋　「お母さんは、我慢強い人ですか」と息子さんに訊く。そうすると、「今、そういうふうに内側をお母さんが見せたということを、私たちは、ああ、この息子さんが、一番お母さんがこころを開きやすい、信頼できる人かなと思ったんだけど、そういう私たちの考えはあっていますか」と問う。

「お母さんが、一番こころを開いて話せる人。私たちと話す時は、我慢をするという若い時からの生き方をされているけれど、やっぱり少しずつ身体が弱ってきて、誰かにこころを開いて頼りたいという気持ちが出てきた時に、一番信頼できる人にその

新卒の看護師が担当。

内側を見せるというふうになるのは普通だから、そういうことだと、私たちは理解したけど、どうかなあ。息子さんとしては、どう思われますか」と、そういうことでいいんじゃないかな。

伊藤　たしかに。

緩和ケア病棟では、医師よりも担当の看護師さんとのつながりは非常に大きいものです。この方の一回目も、二回目の入院の時も、新卒の看護師さんが担当となりました。緩和ケア病棟での役目は非常に負担になりやすいので、新卒の場合はみんなで温かく、大事に育てているんです。一年も経つと、なんとか覚えて、身につけてという時期になります。ちょうど一年くらい経ったころの新人看護師さんが、この方を担当したんですね。

非常に落ち着いた看護師さんで、患者さんとはそれなりのやりとりをし、いろいろ聞き取っていらっしゃったんですね。

入院して四日目の記載によると、「あと二カ月もつかしら。私は、ダメだと思うと、がくっとくるタイプなんだから」というようなことを漏らされている。「だけど、なんとか元気になりたいんだ」と。「息子に、お母さんはこう考えていたんだというのを残したくて、自宅のパソコンに何か文章を作っている。それが、あともう少しで完成するから、とにかくそれを完成させたいんだ。だから帰りたいんです」というようなことを伝えていらっしゃったんですね。

自宅に行ったり来たりできるような環境を整えるという方針に。

「患者は忙しいんです。そんなに時間がないんだったら、そう言ってくれればいいのに」

それをカルテで見て「ああ、なるほど」と私は思った。ナースとのやりとりの中でより本音に近いところをご本人はちゃんと出していらっしゃったということを感じさせていただきました。

そういうことがあって、とにかく、自宅に帰るということを一応決められたんですが、この方は一人暮らしをされているんです。息子さんは別のちょっと離れたところに所帯を持っていらっしゃる。ご主人はさらに遠くでペンションを経営されているということだったんですね。だから、そう簡単には帰って来れないということです。みんながばらばらに住んでいて、「一人暮らしだと退院はちょっと難しい。じゃあ、外泊を繰り返しながら過ごしましょうか」ということで、自宅に行ったり来たりできるような環境を整えるという方針になりました。

そうこうしているうちに、遠方の妹さんがしばらくの間滞在してくださるということになって、お家に帰ったり、ちょっとした外出に付き添っていただくというようなことができるようになりました。ご本人としては、「一週間くらいでずいぶんよくなって本当によかった。これじゃ帰れないと思っていたのでありがたい」ということを話されたと記載がありました。

一旦、脱力状態だったのは改善したんですけど、病気そのものは進む方向でして、看護記録にこんな発言がありました。

「患者は忙しいんです。そんなに時間がないんだったら、そう言ってくれればいいい

「緩和ケア病棟に入ると無理をするなとみんなから言われるから、何もしなくなるんですよ」

「先輩」をやっている。

のに。洗濯をしたり、庭のパンジーを見たり、そういったことに時間を使いたいんです。たくさんやりたいことがあるんです」と言って、その時は外泊をされたんですけど、「自分でも荷物がまとめられたので、まとめられるんだったらまとめられるうちは、やっぱり自分でできることは自分でしないと」とおっしゃったり、「緩和ケア病棟に入ると無理をするなとみんなから言われるから、何もしなくなるんですよ。自分が動けなくなって、何も出来なくなると聞いたけど、本当にそうなってしまったら嫌だわ」というようなことをおっしゃって、「とにかく、自分でやれることはやらなきゃ」ということを、ナースたちには宣言されていた。

神田橋　ああ、そうか。「先輩」をやっているんだ。それが、あなたが「新人の、新人の」と言った伏線なんだな。今、気がついた。

伊藤　本当にそうなんです。妹さんと一緒に外泊されて帰ってこられた時、ちょっと美容室に行かれて、「すてきなヘアスタイルでしょ、やっと人間らしくなりました」ということを看護師さんに話されたり、片や「だんだん末期になっているんだな。今は食欲があるけど、元気なつもりなんだけど違ってきているんだな」ということを、ぼそっと漏らしたりされています。

四月に入って、入院して二週間目くらいの時に、この方、整体をされていて、整体のために外出された。そのあとから、足が動かなくなった。なんかしびれたような感じになっている、と。

「まあ、病気の進行のせいですかね」
「崖から突き落とされたような衝撃を受けた」
ともかく、お医者さんが、身体を触らなくなったのよね。

神田橋　右足？

伊藤　そうです。右足です。

神田橋　右足だよね。第三腰椎のところに転移があるね。そこからの神経麻痺で、右足が動かないのね。

伊藤　ただ、その時はわからなくて、整体も行った後だったのでちょっと様子をみてました。

ご本人が、「足が動きづらいのは何故か」と別のドクターに問いかけたんだそうです。そうしたら、「まあ、病気の進行のせいですかね」と答えた。あっさり言われて「崖から突き落とされたような衝撃を受けた」と。

神田橋　……（笑）。もうちょっと説明のしようがあるんだろうに。

ちょっと針でつついてさ、ともかく、お医者さんが、身体を触らなくなったのよね。医者というものはね、身体に触るという特権をあたえられている商売なんだよな。触っても、あんまり痴漢とか言われないような、その職業人が、最大の特権を放棄するんだ。どうして放棄するんだろうかと思う。

ちょこちょこちょこっとすれば、この人は座骨神経の走行のところに知覚の低下があるよ、だから、「ああ、座骨神経に薬の影響か、本来の病気の影響か、座骨神経が冒されているということですね」と言えばさ、「病気の進行」と言えば全体だ。座骨神経のところがやられていると言ったら、これは部分だもんな、末梢の。

できるだけ焦点化した説明が
できるから「専門家」って言う。

できるだけ局在化して説明せんとさ、「それは、運命でしょう」とか、そんなのと同じでさ、しょうがないな（笑）。

専門家というのは、できるだけ焦点化した説明ができるから「専門家」って言うんでさ。

伊藤　「崖から突き落とされたような衝撃を受けた」ということを、病棟の師長さんを呼んで……。

神田橋　ボクはここで言い換えてあげたいな。「衝撃を受けた」を除いて、「〝マア！　崖から突き落とすような言い方ね〟と師長さんが応答すれば、被害のショックという内的体験を、医師の言い方に対する批判の行動に移行させることができる言い方ね」って言って。まあ、近ごろは、お医者さんは、看護師さんほどに言葉遣いに細やかさがないですからね。

伊藤　そのドクターはふだんはそんな言い方をする人ではないのですが、たまたまだったのか、あっさりと言ってしまって、失言に近いようなことで。

師長さんに、患者さんが愚痴をこぼすようなかたちで、ずいぶん長くやり取りがあったようです。その後に私にも報告がありました。

「一応、お話はうかがいました」と状況を見に行って。もちろん、診察も含めて。その時は、麻痺のこと、私は正確には言わなかったと思います。まだ、感覚がちょっと残っていた。ご本人から「病気はそんなに進行しているのか」という表現がありました。この状況でもそういう認識なのかと驚きましたが、「まだまだやりたいことがあるのに、社会的な責任も、家庭のことも、たくさんあるんですよ。困ります」と言われる。今までは被せて、覆っていた表現だったのが、「困ります。こんなこと聞いていないわ」という、より内側の感情がいよいよ出はじめたなと感じました。師長も感じていましたし、担当のナースも感じていた。

その日の深夜帯に、トイレに起きたら、「足がまったくしびれて感覚が鈍い。昼間よりもさらに鈍くて麻痺が始まった」と。ご本人が自覚したんですね。

「ああ、こうやって麻痺して動かなくなるって聞いてはいたけど、こういうことだったとわかったわ。時間がないから、朝になったら外出します」ということを、深夜のナースに伝えたそうです。初めて自覚が、聞いていた話とまさに自分の身の上に降りかかったということが、一致した瞬間でした。

さらにその日、この方には九十歳のお母様がいらっしゃるんです。で、危篤と連絡が入った。ずっと寝たきりで、覚悟はされていたようですが。妹さんがもともとお世話をしていたので、急遽、実家に戻られるということと重なりました。

神田橋　ものごとを棚上げするという方式を、乖離に似たものを、心理的な操作として行うわけね、棚上げするということはね。田嶌さんの壺イメージ療法は、その典型的な棚上げ方式なんですが、この人は、棚上げするということで乗り切る、自分で工夫して棚上げして乗り切るということは、かなり健康度が高いし、意志の力が強い。「そ

「困ります。こんなこと聞いていないわ」

「こうやって麻痺して動かなくなるって聞いてはいたけど、こういうことだったとわかったわ」

田嶌誠一：臨床心理士。九州大学教授。「壺イメージ療法」の発案者。

棚上げするということで乗り切る。

本人の作った棚上げ方式を支持する。

れは、ともかく後回しにして、今は、これ」ね。

まだ本人が棚卸しをしようという準備がないのに、棚から病気の現実が下りてきたんですね。それで、この人の、棚上げ方式が壊れたんで、必ずまた、次の棚上げ方式を作りますから、その時にそれを支持してあげて、「そうですね」とか「ああ、なるほど、そうですね」とかいうふうに本人の作った棚上げ方式を支持してあげる必要が、もう数日以内に来ます。

伊藤　そうですね。

この深夜の出来事があった翌朝の、本人が外出すると言っていた日の看護記録には、「夜、足が動かなくなって大騒ぎして、ごめんなさい」と。とくに、「どうして動かなくなるって早く言ってくれなかったの」と当たるようなことを言ったことに、「騒いでごめんなさい。なんでこうなったのか、原因がはっきりわかってよかったです。もう泣いたりしないわ」ということをおっしゃった。

ちょっとステロイドを多く入れて、翌日には「少し足が動くようになったわ」っておっしゃったり……。

神田橋　第三腰椎のところの間隔が狭くなっているので、これをちょっと広げてやるといいんですよね。ちょっと広げてやればいいということは、コルセットの適応があると思うんだよな。これで、かなり凌げると思うんだ。コルセットで締めてやれば。それから寝ていて悪くなったと言うんだから、ベッドがもう少し固いと腰椎に負担がかからないかも知れないと言って、ベッドの上に、ちょっと、何がいいかな、新聞紙のたたんだやつを敷いて下に入れてやると、少し腰の部分のベッドが固くなるからいいかも知れないね。

「私は、やっとわかってきたのよ。今、自分のできることをやればいいってことだね」

伊藤　そうですね。

ちょうど麻痺が明確になった三日後くらいに看護記録には、「私は、やっとわかってきたのよ。今、自分のできることをやればいいってことだね」と。無理をしないでやればいいんだと。「この前は突然、みんなに当たってしまってごめんなさい。急に足が動かなくなってしまって、自分ではこんなに急に変化するとは思ってなかったので、騒いじゃった」と。「症状の現れ方がいろいろあるってわかってるのにね。今は、もう大丈夫ですよ」というようなことを、ベテランの看護師さんにおっしゃったということです。

実はこの方は、がんワクチンの治療をクリニックで受けておられたそうですが、「もう自費診療はやめることにしました。もう何年も通ったから、もういい」と担当ナースに伝えられました。

私たちも「それはご本人が決めたらそれでいい」と。「やめなさい」とか言わない方針でいたので、向こうの決意が固まったのであれば、それでいいということになりました。

浮腫が進行して上半身に進みはじめて一部が壊死を起こして、自分で何かをすると客観的に自分を眺めているような発言が多くなってこられて、厳しい状況だということを認めながら、それを看護師としての目で自分を見ている。

いうことがいよいよ難しくなっていったんですね。幸いこの方は、痛みの問題がかなり解決して、少量のオピオイドは使っていましたけど、たくさん使わなくてもなんとかやっていらっしゃった。ただ身体の不自由さが進んでしまって、だけど、やっぱり自分でやりたいという気概が非常に強い方でした。

ある時、清拭の時にですね、自分で尿とりパッドをベッドサイドのちょっと奥のほうから取ろうとして、それが結果的に転倒につながってしまった。ほとんど着の身着のままの姿でナースコールを押すという状態で、それはご本人にとっては、プライドを傷つける状況だったのだと思うんですけど。

「こんな姿を見せたくない」と。ちょうど同じ看護師仲間の人たちが、この方は六十代ですから、みんなそれなりの方々が来る、と。「そんな姿を見せたくないし、私はあんな立派なことを言っていたのに、もう長くないみたいよって噂を流されるのも嫌だわ」とか、「みっともないかっこうを見られるのは嫌だわ。絶対に嫌なんです」と、そういうことをいろいろおっしゃっているというのが、ナースを通じて表現されるようになって。

だけど、そういう姿をナースには見せながら、しっかり自分の病状を認識されて、「こういうことなんですね」っていうふうな表現がすごく多くなった。つまり、客観的に自分を眺めているような発言が多くなってこられて、厳しい状況だということを認めながら、それを看護師としての目で自分を見ている、という発言が出てきています。

尿道バルーンをいれることを、自分から提案。

この人は、丸投げをさせるとダメなんだよね。小さい部分をこちらに「委託する」ということかな。

　この方は、尿道バルーンを入れるのにとても抵抗がおありだったんだと思います。「できるだけ、自分でやれるうちは自分でやりたいんです。だから、なんとか手伝って」ということをされていたんですけど、いよいよ動くのがひと苦労だということになって、ご自分から、バルーンを入れることを提案されたんです。ご自分から提案する、ということです。それまでも、ナースたちは一所懸命それを尊重していたんです。

神田橋　それはいいよねえ。それがいいよね。

伊藤　それで、ご自分から提案されて、じゃあ入れてみようということになって、そうしたら「本当に楽なんですよ。こんなに楽なんですよ」ということを強調されて、それをナースに伝える、そういう作業を、「作業」って今言っちゃったんですけど、そういう作業をされてたんだと、今回カルテを見直してみて、強く感じました。

神田橋　この人は、丸投げをさせるとダメなんだよね。小さい部分をこちらに「委託する」ということかな。

　昔ね、雑談だけど、若い研修医を教育していたんだけど、一年経って感想文を書かせたらね、「精神科はなんかあれば外科にみてもらう。なんかあれば耳鼻科にみてもらうで、なんにも自分ではできない、〝なんて情けない科か〟と思っていたけれども、ある時、考えて〝全ての科は、精神科の下請けじゃ〟と思った」。（会場笑）

　「下請けだと思ったら、実にこころがおおらかになってよかった」とかいう感想文を書いている人がいたけど、この人もそうだね。

先生たちが、バルーンを入れると、でも、自分で消毒とかいろいろあるから下請けに出して、させる。施主だ。施主は技術は持たないけど、決定権は持っているわけだから。そういうことでないといかんのだよなあ。「我、我が主たり」ということなんだな。ああ、それで、この「我、我が主たり」いう人は、譫妄になりやすいんだよね、最期はね。

伊藤　麻痺が起きた後くらいから、いろいろ手が必要になってきたということもあり、お仕事がお忙しいと聞いていたご主人が、いよいよ来ていただくということが実現したんですね。お忙しい息子さんも、できるだけ顔を出してということで。そういう表現はご本人からはなかったんですけど、久々に家族が同じ屋根の下に暮らす、「暮らす」というか「過ごす」という時間がこのひと月くらいはできるようになったんですね。

ご主人は高地でペンションを経営されているらしいんですけど、本当に山から下ってきましたという雰囲気の方（笑）で、患者さんが穏やかで知的な感じの看護師さんなので、お二人はどういう経緯で夫婦になられたのかなと興味をそそられました。

ある時ですね、「どうやってお知り合いになられたんですか」とあんまりこういうことは、私はふつう訊かないんですけど、どうしても訊きたくなって、ちょっとお尋ねしたら、お二人とも同郷人で「専攻は全然違うんですけど、大学の同窓生なんですよ」と。何故ご主人がペンションを経営されているかは、そこまでは訊かなかったんですけど……。

離れて暮らす夫の来訪。

最期は、家族の中で過ごす。

ナースとしての自分を素材にして、ナースを教える。

神田橋　「俺たちゃ、町には住めないからに」という人は、たいてい大学を選ぶ時は、北海道か信州をめざすんだよね。

伊藤　非常に陽気なご主人で、いろんな冗談を言ったりして、ご夫婦の間のやりとりが軽妙なので、その部屋が急に明るくなって和むという雰囲気に変わったんですね。もちろん、いろんな方が頻繁にお見舞いに来られていたとは思うんですけど、ご主人がいるとご本人の訴えも減るし、非常に楽しそうに過ごされているようにみえました。

ご家族が来られるようになって、ご本人に非常にサポーティブにやっていただき、結局亡くなられたのは、麻痺がはっきりしてからちょうど一カ月後なんですけど、お忙しい合間を縫ってご主人も何度も泊まられて、それから遠くにいらっしゃる妹さんも、お母さんは結局、亡くなられたわけですけど、その後じまいをすませ、また付き添ってくださって、最期は、本当に家族の中で過ごされていました。

いろいろ小さなエピソードはあるんですけど、基本的にはすごく感謝されていた。最初は、緩和ケア病棟にすごく抵抗があった方だったんですけど、つまり、まだ病気は治る、治ると言うか、こんなに進行しているとは思ってないから、まだ保てると思ってて、まだ、緩和ケア病棟に入る時期ではないのに、急に入ることになったということもあって、かなり抵抗されていたんですが、ここに来てようやく安心を得られたと、ご本人はおっしゃって、後半は感謝、感謝の発言が多かったです。

今も強く思うことは、ナースとしての自分を材料にして、と言うか、素材にしてナースを教えるということを、この方、身を挺して、最後までそのかたちを崩されなかったなと思います。

新人のナースが担当の日、口腔ケアの時に「水が少し少ないです。看護師さんも自分の歯磨きをする姿を思い浮かべるといいですね」と。〝だからそうやって、水はこのくらいですよ〟ということを、マンツーマンで教えていらっしゃった。でも、最後はちゃんと「本当によくしてもらってうれしいわ。娘のようだわ」ということを、担当の看護師さんに伝えて、やり取りをされていた。

遺言書も病棟の部屋で作成され、それも全部終えて、四月の終わり頃から傾眠がちになりました。モルヒネはそんなに増やしていないんですけど、自然な経過で。ご飯は亡くなる三日くらい前まで少しずつ取られていました。一日一回は完食みたいなことがあって、食べることをつづけながら、でも眠る時間もほどよくあって、最後の三日間はほぼ意識がない状態でしたけど、別にお薬も使わずに、この方は自然な、緩やかな経過の中で亡くなられました。あまり、譫妄症状は目立たなかったです。

神田橋　やっぱり任せる部分が増えたからなんだろうなあ。

ボクが非常に尊敬していた学長さんが、ボクより若かったんだけど、亡くなる時、奥さんが看病の心労で私のところに来ておられて、先生とも何度もお会いしたこともあったんだけど、「最後の言葉はなんでしたか」って訊いたらね、「これから意識が薄れていった私が口走ることは、私の本音ではないからね」ということが、最後の言葉だったというんだよね。何も特別、口走ったりはされなかったみたいなんだけど。そんな用意周到な死に方ってあるのかなと思ってね、とても立派な人でね。

車椅子で酸素を使っている状態なのに、大学が「学長を辞めないでほしい」と言って、大学が車を出して、車椅子で出勤されると、係りの学生が五人くらい待機していて、わっと抱えていって学長室にわーっと運んでそこに座っておられて。されることと言ったら、書類に目を通すことと、一番大事な仕事は学生に訓示したり挨拶をしたり、「とにかく先生の姿が見えるだけで、学生が落ち着きます」っていうような先生でした。ああいう人格者がいるんだね。気配りがよくって明るくて、苦しさを見せずに、それは作り上げた自分だから、意識が朦朧として失われるんではないかという心配があったみたいね。

この人は、まかせることが多くなってよかったんだろうね。

伊藤　精神科に働いていた時は、生活歴とか根掘り葉掘り訊くくせがあったんですけど、内科系のほうに入るとそこまで根掘り葉掘りは訊かなくなってしまいました。緩和ケア病棟にいると、もちろん、何の仕事をされていたとか、どんなことを大事にしていたかとか、折にふれてお訊きするんですけど、この方の場合は、看護師さんということと、「看護学校で時々教えています」とご本人があっさりとおっしゃるので、それ以上深く訊いてなかったんです。

ある時、認定看護師さんとちょっと話をしていたら、「あの方ではないですか」と言われ教えていただきました。がん看護では、パイオニア的な方だったんですね。著書もいろいろあって。病棟がうまくいっているなと思うのは、あまりにご本人を特別視して、特別扱いすると、ナースたちはすごくやりづらかったろうと思うんですけど、そこをうまく、そう感じさせないように。だけど、尊重すべきことはいつもの患者さんと同じようにやっていたので……。

神田橋　感じさせないように、患者さんがしているよね。著書のことなんか一言も言わなかったんでしょう？　すごいもんだね。感じさせないようにね。

伊藤　そういう話を聞いたのも最後の一、二週間くらいのことで。

ある時、病室に行った時に「私のことを発表されてもいいですよ」と言われた。なんのことかと思って「どういうことでしょうか」と言った時に、「事例発表とか私は全然構わないので、先生が必要でしたら発表してもいいですよ」とおっしゃったんですね。私は、全くそんなことは考えてなかった。そこで、どういう方だったのかと思って認定看護師さんに訊いたんです。

がん看護の領域の専門家であり、がん専門病院や大学病院で看護部のトップとして活躍されていた方です。私はあまり詳しくは訊かずにいて、そういう話題を向けていけばよかったのかなとあとから思ったんですけど、ナースたちもある意味縮こまらずに対応できて、ご本人もひけらかす方ではなかったので、この方の場合はこういうかたちの対応でよかったのかなとも思いました。

「私のことを発表されてもいいですよ」

今日は、病棟でのエピソードを通して、最後まで自分の専門性と教育者としての思いを体現していかれたということをお伝えして、ご本人が「発表してもいいですよ」と言われた意味を噛み締めながら終えたいと思います。心理学的にどうこうという事例ではないのですが、ご本人と自分の間での小さな約束だったので、皆さんとシェアできればいいと願った次第です。

今、何故、この瞬間に、この情報が必要か。

神田橋　面接は、面接でなくてもなんでもいい。なんでも技術がうまくなるためには、何か情報を取ろうと思った時に、今、何故、この瞬間に、この情報が必要かと自らに問うようにすると腕が上がります。必ず腕が上がります。

しらみつぶし的に情報を取る習慣がついていると、全然腕が上がらないです。だから、学生にこう教えるんです。「検査項目にチェックを入れる時に、何故、ここにチェックを入れるのか。なんのためにここにチェックを入れるのかといつも考えなさい」と。大学病院なんかでは、「この人、脳波も取っておいたほうがよかったんじゃないか」とか、検査していないと叱られるんですけど、何故、この検査が必要なのかということを考えないと、ただただ情報を取ってしまう。そうすると、頭が働かないですね。

面接がうまくなるためには、何故、今、この質問を治療者はしたのか、それは、私のために何を考えてくれる、何をしてくれるためにこの質問をしているのか、ということが質問された瞬間に患者がわかるように質問すると、面接がうまくなります。

トンネル事故が起こったでしょう（笹子トンネル天井板落下事故　二〇一二年）。

質問の意味を、少しずつ摑むようにしていけば、要らないデータを取る必要がない。

コンクリートの壁が落ちてきて。瞬間に、今、何故、ここのポイントを点検しなければならないのかと自らに問う習慣がついていれば、ここも点検しておいたほうがいいんじゃないかというセンスが育つんです。だけど、マニュアルどおりにやると、永遠にセンスは向上しなくて、また、起こります。また、マニュアルから抜けたところに事故が起こるんです。

面接の時は、こちらが、それを今、訊きたくなった理由を話せばいいんです。例えば、「家に帰られると言うけれど、困られた時に、誰か世話してくれる人がいるのかしら」とか言えば、家の中の誰がいるという話を訊かれても、そこに配慮してくれているということがわかります。質問の理由がわからないで、「ご兄弟は何人ですか」とか言ったら「知ったことか」と思うかも知れないでしょう。

例えば、人づき合いのようなテーマが出てきた時に、「大家族の場合は子ども時代に練習するんだけど、お宅は大家族ですか」、「あなたは、小さい時には何人くらいで暮らしていたんですか」とかいうふうにして訊いて、そういうように訊いていけばいいわけで。質問の意味を、少しずつ摑むようにしていけば、要らないデータを取る必要がない。我々は、何も報告のために診療しているわけではない。

これに気がついたのは、この教育を徹底してやっている先生がモーズレーにいてね、コンサルタントをしていて。その人のケースカンファに出たらね、「どうして、なんの意図でこの人の脳波をとったんだ?」と。「患者に利益が還元される可能性が全くゼロでする検査は、検査費用を患者が負担する必要はないんじゃないか」と。「検査を出す人が、自分の知的な関心を満たすためにしているんだから、検査指示者が、検査費用を払うべきじゃないか」って、「そう思いませんか」ってね。いじめる先生がいたんでね。

それは、そういう経済的なことを譬えに取っているけれど、実際はいつも意図的な状態で検査の指示を出すべきだという教育方針を取っているんだということは、ボクはもう当時ベテランだったわけだからわかって、こういう教育方針はいいなと感激したことがあった。評判悪かったけどね。教えられている人にとっては、細かいところをぐちぐち言う先生だとね。

ところで、「棺を覆って定まる」っていうのは、こういう人だな。棺のふたを締めた瞬間から、その人の価値が定まってくる。ああ、そういうことだったんだ。そうすると、あの時の態度はこういうことだったんだ、とわかってきて。

＊＊

会場　最初のクリニックの先生のことを、すごく大事にされていたというのを、配慮と言うか……？

神田橋　いろんなことをよく知っている人は、たいていの常識範囲のことは自分でわかる。そうすると、そのことがオカルトにはまる理由になることがあるんだよね。

だれだれ師匠のアドバイザーに、なんとか新興宗教の占い師がいるとか、あるじゃないですか。昔は、徳川家康の助言者には天海僧正という人がいてね。天海僧正は政治のことはあまりよく知らないんだろうけれども、そういうことは徳川家康は隅から隅まで知ってるんだけど、最終的に錯綜した情報の中で、どの路線を選択するか、選択する路線は一つしかないわけだから。その時に、決めるという時に、広く知っているが故の頼りなさが出てくることがあるんだよね。

そうすると、ペプチド療法とか、あのようなご託宣、ご神託とかみたいなことを言う人にはまっちゃうということがあるんだよな。

あれもそうだったでしょ、双葉山、後の時津風理事長が、璽光尊《じこうそん》という新興宗教の絶大な信者になって、警察官が璽光尊を逮捕しに来たら、階段の上からちぎっては投げ、ちぎっては投げして、逮捕されたのよね。大変だったと思うよ。双葉山からやられたら、警察官もたまったものじゃない。逮捕されて、それを契機に璽光尊信仰から抜けたの。あの時は、璽光尊を信仰していたのは、囲碁の天才棋士・呉清源もそうでしたね。璽光尊事件。

ああいう、どうしてかと思うような立派な人がオカルトにはまるのは、そういうことですね。隅から隅まで知っていて、自分は相談されるばかりなので、相談相手がおらんわけだよね。そうすると、何かこの世ならざるものに、みんなそうなりますね。

まあ、しょうがないわな。人間は哀しいわな。どこか人は、頼りなげな気持ちをみんな持っておるわけだから、しょうがない。
いい話を聞かしてもらった。じゃあ。

付記　本事例の公表を認めてくださった患者さんと許可していただいたご家族に、心より感謝申し上げます。（伊藤恵子）

〈事例をめぐる問いかけ〉

よき死、そして希望について

世話人　二ノ坂　保喜

二ノ坂　伊藤先生の事例は、互いに医師という立場にあるものとして、馴染みやすいものでした。ここでは、質問というよりも、私の感想を述べます。

患者さんが通っていたクリニックの医師からの紹介状、その奇異な感じ、伊藤先生の当惑もよくわかります。在宅医として、ここでは一言ないといけませんね。

まず、つらい症状を緩和するのがかかりつけ医（ここでは、在宅ホスピス医）としての仕事であり、目の前の患者を診ずに自らが信じる理論に患者を導くやり方、この人は、在宅の現場を知らない人だと思いました。それを、神田橋先生が、医療全般の流れとしてコメントされていることが面白く、それが医療の最終的な崩壊を導くと予言されることに洞察の深さを感じ、敬服いたします。

さて、私は、よい死（看取り）の条件として四つあると思います。

一　その人の生き方・人生のあり方

二　家族との関係

三　介護の期間……十分な介護がされたか
四　最後が安らかだったか

これら四つの条件がそろうと、「よき死」として考えることができるのではないでしょうか。あるいは、在宅ホスピスケアは、これらの条件を整えることで、その質を保証できるのではないかと思います。

しかし、このうち最初の二つは、私たち医療者（あるいは介護者）が関わるまでの人生の歩みや家族関係で大方は決まってしまいます。

この事例の前半には、家族が顔を出しません。緩和ケアは患者と家族が対象ですが、家族の姿が見えないことが気になりました。でも、最後に、山の中でペンションをやっていたご主人が戻ってきて、忙しい長男もできるだけ顔を出すようになり、妹さんも参加できるようになって〝久々に家族が同じ屋根の下に暮らす〟ことができるようになりました。本人の病気（死に至る病）を契機にして、家族の再結成がなされたと考えるか、それまでの家族のあり様が必然的に再結集をもたらしたのか、本人が「まかせた」時、予定調和のように家族が戻ってきたように思われます。

そう考えると、私の思う「よき死」の四つの条件が、とても滑らかに進行したケースのように思えるのです。

「まえがき」でも書きましたが、私は「病が治らないとわかった時、人は、自分は、どこに希望を見いだすのだろう」と考えてきました。

ここで、臨床心理の技法の一つとして、ものごとを「棚上げ」するということを学びました。現状を乗り切るための心理的な作業なのでしょうが、現実には、身体的不具合がそれを妨げる事態が着々と進行していっています。

そして、「ああ、こうやって麻痺して動かなくなるって聞いてはいたけど、こういうことだったとわかったわ。時間がないから、朝になったら外出します」聞いていたことと、自分の身の上に降り掛かったことが、一致した瞬間が訪れます。

私たち在宅ホスピスのスタッフは、大きな希望から、いま現在、自分につかめる小さな希望に変わっていく過程をともにします。洗濯をする、庭のパンジーに水をやる、ヘアスタイルを整える、パソコンに文章を残す……。

死んでいく人の希望をかなえるために、私たちは何かをしようとします。残された時間で、出来る限り現実的に希望をかなえようとするのが、在宅ホスピスチームの目標と言えます。

先生は、「この人は、丸投げをさせるとダメなんだよね。小さい部分をこちらに〝委託する〟ということかな」とおっしゃっています。〝委託〟されるまで待つ姿勢の大切さを改めて考えました。

神田橋　「病気が治らないとわかった時」は絶望の瞬間です。その時に、人が積み上げてきたものの質と量とが問われます。最後の瞬間に、その人の人生の豊かさ、貧しさが露呈すると言ってもよいでしょう。

希望の実現と言っても、他力による実現か自力による実現かは、その人の人生の再現になります。

この世全体への呪詛を吐き散らすことで自らを支える人もあるし、自死を希求する人もあります。皆、それぞれであり、そのやり方が理解され、承認されると、絶命のほんの少し前に変化することもあります。

この患者さんでは、「私のこと発表されてもいいですよ」と発言したことに、この人の生きてきた「自分」がすべて凝集されていて、このケースレポートを読み返すたびに、伝わってくる意味が深く広くなります。ほとんど禅僧の「偈」の類です。

あとがき

スーパービジョンには二種があります。教育・指導型のスーパービジョンと参与型のスーパービジョンです。

教育・指導型は、先達としての指導ですから、スーパーバイザーの知識・経験・技術の伝達です。その質と量とが問われます。一言で「見識」と称される視覚のメタファーです。

参与型では、知識・経験・技術は背景へと退き、スーパーバイザーがケースの流れの刻々の瞬間に触れ得ているかが問われます。触覚のメタファーです。触れている瞬間に、スーパーバイザーの内側から何かが引き出され、言語・非言語を介して伝達されます。そして、スーパーバイジーの内側と合致すると、何か新鮮な、感触でありかつ視界でもある、感興のごときものが生じます。「共感」と呼ばれる現象です。

教育・指導型では、情報流入による豊かさが目的です。参与型では内なる発酵による豊かさが目的です。

二種に分けたのは論述のための方便であり、二種の要素は混在しています。初学者に対しては教育・指導型の雰囲気が濃く、ベテランの治療者相手のスーパービジョンでは参与の味が濃くなります。今回は、経験豊かなベテランぞろいでしたから、参与型になりました。

参与型は対話による精神療法の理想形と同じです。そのことから気がつくのは、緩和医療のテーマは「人生の完遂」であり、そのテーマについて、患者自身は未だ発酵に至っていないものの、最も豊かな素材を蓄えており、寄り添う治療者はそれに次ぎ、スーパーバイザーは質と量との最も貧しい体験者であることです。この点も対話精神療法と共通します。そのことを頭の片隅に置いておくと、質の良いスーパービジョンができます。

以上は、スーパービジョン鑑賞の手引きです。

二〇一三年九月

神田橋　條治

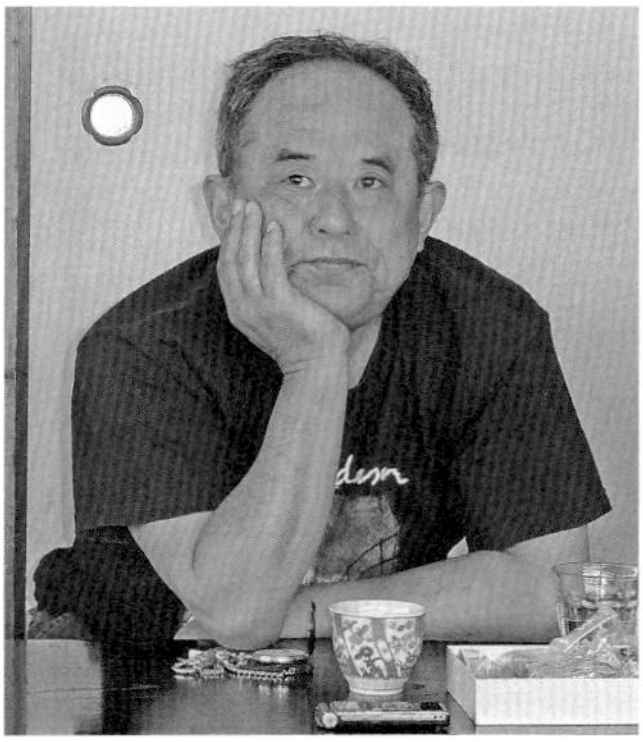

由布院、山荘田名加、会場で、事例に耳を傾ける。2013 年 2 月

神田橋　條治（Kandabashi Jōji）

1937 年、鹿児島県加治木町に生まれる。

1961 年、九州大学医学部卒業。

1962 ～ 1984 年、九州大学医学部精神神経科、精神分析療法専攻。

1971 ～ 1972 年、英国モーズレー病院並びにタビストッククリニック留学。

1984 年より、伊敷病院（鹿児島市）。

［主な著書］

『精神科診断面接のコツ』、『精神療法面接のコツ』、『精神科養生のコツ』『発想の航跡』『発想の航跡２』『「現場からの治療論」という物語』（いずれも岩崎学術出版社刊）。『治療のこころ』、『対話精神療法の初心者への手引き』、『臨床能力を育てる』（いずれも花クリニック神田橋研究会刊）。『「本」を遊ぶ　神田橋條治書評集』、『不確かさの中を』〈共著〉、『スクールカウンセリング　モデル 100 例』（いずれも創元社刊）。『精神科における養生と薬物』〈共著〉（診療新社）。『発達障碍は治りますか？』（花風社刊）、『精神医学の知と技　技を育む』（中山書店）、『神田橋條治精神科講義』『神田橋條治医学部講義』（創元社）他、著書、共著、訳書多数。

世話人及び発表者プロフィール

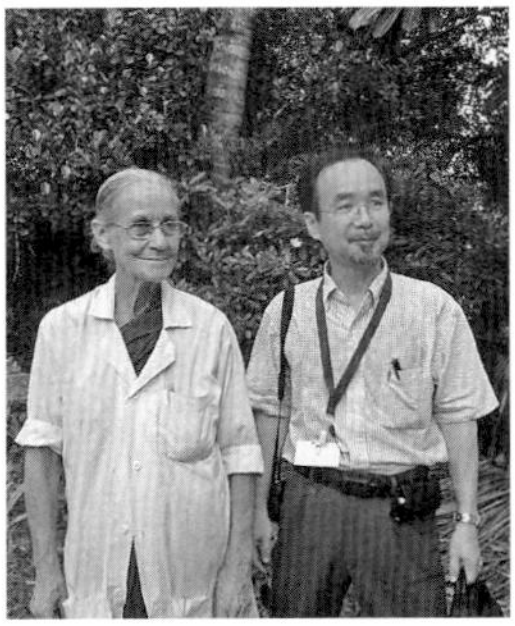

バングラデシュで。（右）

二ノ坂　保喜（Ninosaka Yasuyoshi）

主として高齢者や末期患者の在宅ケアに取り組んでいる。医療関係者ばかりでなく、多方面の職種とのネットワーク作り、現在特に「在宅ホスピスケア」に力を入れている。また、NPO 法人「バングラデシュと手をつなぐ会」の代表として、年１回の現地訪問では診療活動、健康・環境調査、地元組織との交流などを行っている。

考えの基本にあるのは「バイオエシックス（生命倫理）」、具体的には、「バイオエシックスと看護を考える会」の開催、「レット・ミー・ディサイド＝治療の事前指定書」の活動などを進めている。

主な著書、『病院で死ぬのはもったいない』共著（春秋社）、『在宅ホスピス物語』（青海社）、『ふくおか在宅ホスピスガイドブック』共著（木星舎）、『在宅ホスピスのススメ』監修・共著（木星舎）他

今、バングラデシュに看護学校をつくるのが大きな目標です。

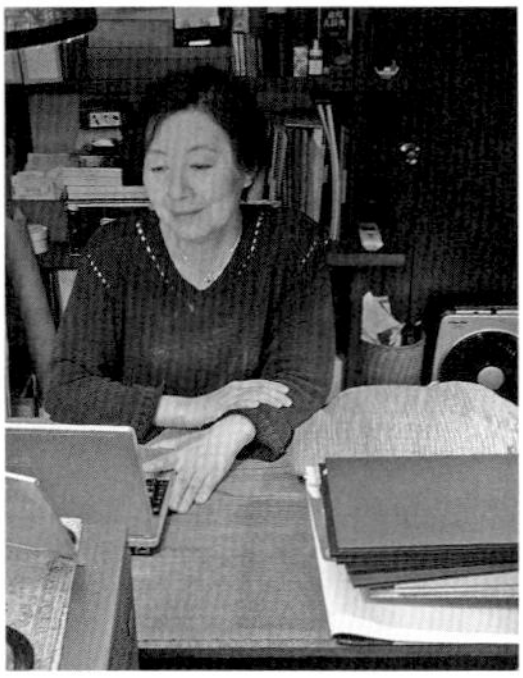

加藤　真樹子（Katou Makiko）
千葉県生まれ。臨床心理士。1989年より大分県湯布院町に在住。湯布院厚生年金病院心理相談室、大分大学付属病院精神科などの勤務を経て、2011年JA大分県厚生連鶴見病院（臨床心理科、緩和ケアチーム所属）勤務。ライフワークとして「大分乳がん患者の会オードリーの会」世話人を2001年より務めている。暮らしを紡ぐための緩和ケアのあり方に深い関心を寄せている。休日の楽しみは、季節折々の野ゆき、山行き、日々の散歩。

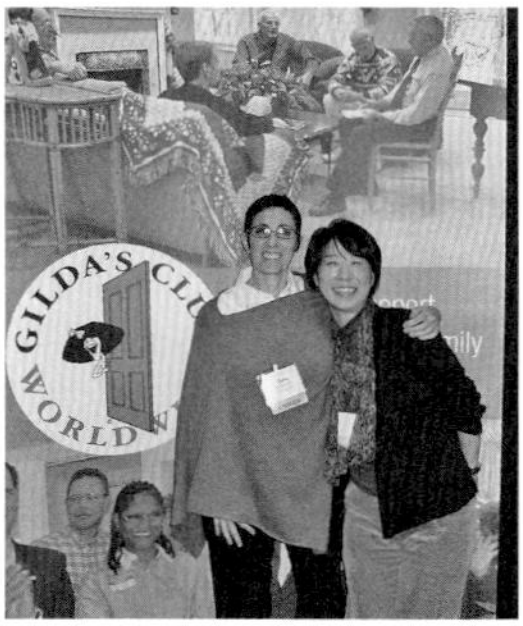

栗原　幸江（Kurihara Yukie）
東京生まれ。患者の家族として季羽倭文子先生と出会ったのをきっかけに、緩和医療／緩和ケアの世界へ。縁が縁を結ぶ不思議を体験しながら、ニューヨークのカルバリーホスピタルを基盤に緩和ケア領域の心理臨床のあれこれや多職種チーム協働の力を学ぶ。さらなる縁に導かれて2002年に帰国、静岡がんセンターでの勤務を経て、現在がん・感染症センター都立駒込病院勤務。「癒し」「身体感覚」「直感」をキーワードに、アンテナを伸ばして世界を探索中。

伊藤　恵子（Itou Keiko）
熊本県出身。医師。社会医学（衛生・公衆衛生学）専攻。1986年より産業・地域崩壊と健康問題のフィールドワークに没頭し、町や工場・学校の現場で人々への働きかけの難しさを体感した。内科や精神科での臨床研修を経て、1998年以降は主に緩和ケアの臨床と相談・指導に携わっている。
緩和ケア領域の成長は、公衆衛生学の塗り替えにつながるという思いで仕事を続けています。

ともにある〈Ⅲ〉

神田橋條治　由布院・緩和ケアの集い

2013 年 10 月 20 日　第 1 刷発行

著　者　神田橋條治
二ノ坂保喜　加藤真樹子　栗原幸江　伊藤恵子

発行者　古野たづ子
発行所　図書出版木星舎
〒 814-0002　福岡市早良区西新 7 丁目 1-58-207
tel　092-833-7140　fax　092-833-7141
http://www.mokuseisya.com/

印刷・製本　大同印刷株式会社

ISBN978-4-901483-63-6

木星舎の本

なにも足さない　なにも引かない
治療の達人の技をそのまま収録
神田橋條治のスーパーヴィジョン　緩和ケアシリーズ

ともにある〈Ⅰ〉

神田橋條治　由布院・緩和ケアの集い

三木　浩司／西巻　美幸／栗原　幸江／井上　実穂

並製小口折／ A5 版／定価 1,800 円＋税

人生の終わりの時間を生きる人とともにあり、最後まで「その人らしさ」を支えつづける臨床心理士。彼らの物語に耳を傾け、読み解き、そこに新たな気づきと発見をもたらし、再び構築する。春浅き九州山地の山あい、由布院の小さな宿で毎年開かれる神田橋條治のスーパーヴィジョンの記録。緩和ケアシリーズ第一弾。

ともにある〈Ⅱ〉

神田橋條治　由布院・緩和ケアの集い

加藤真樹子／柄澤　祐可／宮崎美知恵／矢永由里子

並製小口折／ A5 版／定価 1,500 円＋税

末期がん、小児がん、エイズ—悲しみ、不安、後悔、生への渇望、深いあきらめ、そして希望……。死をみつめ、苦しい葛藤のなかでさまざまな表情をみせるクライアント。彼らとともにあった時間を振り返り、そこに一点の納得を求める心理士。時と場所を超えて両者とともにあり、心理療法の手がかりやその場で使う技を示唆し、終止符を打てない苦悩のなかに生きる人の尊厳を見いだす。

死をみるこころ　生を聴くこころ

今を生きるいのちに寄り添う

三木　浩司　監修

並製／ A5 版／定価 2,200 円＋税

終末期を迎えた患者とその家族が QOL を維持するためには、医療面とともに精神面での支援が不可欠である。チーム医療のなかで医師、看護師をはじめ多くの職種が交差する緩和ケアの現場に、心理士がどのようなかたちで入り、関わっていくか——。試行錯誤しながら、今を生きる患者のいのちに、最後まで寄り添っていく心理士一人一人の真摯な試みを紹介し、その可能性をさぐる。

死をみるこころ　生を聴くこころⅡ

緩和ケアの現場にいきる心理的援助と技法

三木　浩司　監修

並製／ A5 版／定価 1.800 円＋税

限られた時間と空間の中で今を生きる患者とその家族、彼らを支える医療スタッフ、大きなストレスを被る彼らと向き合い、傾聴し、共感し、受容する心理的援助からグループ療法まで—緩和ケアの現場で、今、豊かに展開しているこころのケアと技法を、心理士、精神科医、チャプレン等が臨床の現場から紹介する。